杨新国 冯志远 —— 著

致命性
心理危机
干预

扫一扫，观看致命性
心理危机干预视频讲解

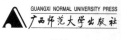

GUANGXI NORMAL UNIVERSITY PRESS
广西师范大学出版社

·桂林·

图书在版编目（CIP）数据

致命性心理危机干预 / 杨新国，冯志远著. --
桂林：广西师范大学出版社，2024.3（2024.6 重印）
ISBN 978-7-5598-6827-5

Ⅰ. ①致… Ⅱ. ①杨… ②冯… Ⅲ. ①心理干预—
研究 Ⅳ. ①R493

中国国家版本馆 CIP 数据核字（2024）第 056175 号

广西师范大学出版社出版发行

（广西桂林市五里店路 9 号　邮政编码：541004）
网址：http://www.bbtpress.com

出版人：黄轩庄

全国新华书店经销

广西广大印务有限责任公司印刷

（桂林市临桂区秧塘工业园西城大道北侧广西师范大学出版社集团
有限公司创意产业园内　邮政编码：541199）

开本：787 mm × 1 092 mm　1/16

印张：15.25　　　　　字数：250 千

2024 年 3 月第 1 版　　2024 年 6 月第 2 次印刷

定价：48.00 元

如发现印装质量问题，影响阅读，请与出版社发行部门联系调换。

前 言

本书历时三年终于完稿了。回想当初的起心动念，概括起来有两点。其一是近些年来，特别是疫情期间，自杀和杀人等极端事件常见诸媒体，引起了社会各界的普遍关注。自杀和杀人严重地危害了社会的稳定与和谐，因此普及致命性心理危机的理论、评估方法以及干预措施，对于减少致命性心理危机事件的发生具有重大的现实意义。其二是自 2003 年以来，我一直从事致命性心理危机的实务操作和理论研究，参与过 60 多例致命性心理危机发生前的干预、5 例自杀现场干预、30 多例团体哀伤辅导和 10 多例个体哀伤辅导，并先后在全国各地开展了近百个致命性心理危机干预工作坊。每次工作坊讨论后总有同行询问是否有这方面的专著，一次次的询问激发了我写作此书的意愿。

致命性心理危机是主要由心理问题导致的(试图)通过自杀或者故意杀人行为达成生命消亡目标的危机。本书共有六章：第一章侧重于理论，主要介绍致命性心理危机的相关概念和理论；第二章主要介绍致命性心理危机的测量评估；第三、四、五章介绍致命性心理危机前、中、后的干预方式；第六章是关于致命性心理危机预防体系的构建。

本书具有四个特点。一是将自杀和杀人这两类致命性心理危机整合到一起进行探讨，这在国内较为鲜见，希望能起到抛砖引玉的作用，促进该领域理论和实务研究。二是将致命性心理危机按照时间分为危机前、危机中和危机后三个部分，每个部分都在借鉴已有学界成果的基础上提出了一些新的理念和做法，当然这些内容还需要接受时间的检验。三是本书兼具理论性和实践性，可以满足不同读者的需求。四是阅读和视听相结合，为了配合本书文字内容的阅读，我录制了 10 期短视频，这些短视频可以帮助读者更好地理解书中的内容。

全书由我提出写作提纲,并负责第三、四、五章的初稿写作,冯志远负责第一、二、六章书稿的资料整理和初稿写作。最后再由我对全书进行修改、润色。另外,我的学生何玉思、柯增金、张晓伟、潘雨等也参与了本书资料的搜集与校对工作,在此一并表示感谢。同时感谢编辑杨晶晶老师,为本书提出了宝贵的修改意见。

本书在写作过程中参阅了大量的国内外优秀著作和文献资料,在此深表感谢,如有引用遗漏,请专家们批评指正。另外,书中使用的案例有些来自学者发表的文章,有些来自媒体的报道,还有些是我根据临床实践案例改编的,并非指某一真实的案例,在此特别说明。总之,本人虽已踏上致命性心理危机干预的研究与实践之路,但因知识、经验和能力所限,书中仍存在许多不足之处,敬请包涵。

杨新国于广西大学厚坤堂
2023 年 8 月 25 日

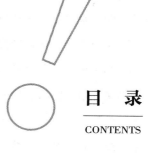

目 录
CONTENTS

第一章

致命性心理危机的
相关理论

致命性心理危机是指主要由心理问题导致的(试图)通过自杀或者故意杀人行为达成生命消亡目标的危机。它包括自杀行为,也涉及故意杀人的暴力行为。本章第一节对致命性心理危机以及自杀、故意杀人和心理干预等概念进行界定,第二节依照心理学、社会学、生物学和三者的综合模型的顺序介绍了自杀和故意杀人的相关理论。

第一节　核心概念界定

一、心理危机

在西方，"危机"（crisis）的概念源于希腊语的"分离"（krinein）一词。危机一词作为医学术语，原意为决定病人是走向死亡还是逐渐恢复的关键时刻，用来形容一种至关重要的、需要立刻做出相应决断的状态。后来其词义和适用对象不断扩大，并在政治、经济、军事等领域广泛应用。《韦氏词典》将"危机"定义为"有可能变好或者变坏的转折点或关键时刻"。[①]

在汉语中，危机一词由"危"和"机"两个表意文字构成，寓意危险和机遇并存。在《现代汉语词典》中，关于"危机"的解释为：（1）潜伏的危险；（2）严重困难的关头。[②]

心理危机理论的研究是随着社会和精神病理学、自我心理学和行为学习理论兴起的，最早出现在荷兰和美国。1944年，林德曼（Lindemann）进行了丧失亲人的研究，并创立了关于丧亲的哀伤性危机理论。[③] 1954年，美国心理学家卡普兰（G. Caplan）在林德曼研究的基础上把危机理论扩展到全部创伤事件构成的整个危机领域，对心理危机进行了系统理论研究，并于1964年首次提出了心理危机干预理论，因此他被称为"心理危机干预的鼻祖"。卡普兰提出，心理危机是指个体面临突然或重大的生活逆境事件（如亲人死亡、婚姻破裂、天灾人祸等），即在无

---

① Merriam-webster dictionary online. Crisis［EB/OL］.［2022 - 12 - 30］. https://www.merriam-webster.com/dictionary/crisis#medicalDictionary.

② 中国社会科学院语言研究所词典编辑室. 现代汉语词典［M］.7版.北京:商务印书馆,2016:1357.

③ LINDEMANN E. Symptomatology and management of acute grief［J］. American journal of psychiatry,1994,101（2）:141-148.

第一章　致命性心理危机的相关理论　　3

法回避,而采用往常解决问题的办法又无法应对时出现的一种心理失衡状态。[①]卡普兰的定义强调了心理危机导致心理状态失衡的危险性,却忽视了心理危机也是一种机遇。

在卡普兰提出心理危机概念之后,西方许多学者开始关注此领域,并进行了深入研究,促进了心理危机理论的不断发展,也产生了各种关于心理危机概念的界定。例如:心理学家格拉斯(Glass)认为心理危机的产生不仅与应激事件有关,还与个人解决应激事件的有效资源有关,心理危机是"由问题的困难程度、重要性和立即进行处理所能利用资源的不均衡性导致的"[②];米切尔(Mitchell)和雷斯尼克(Resnik)于1981年把心理危机定义为"一种情感紊乱状态或者情感上的重大事件,该事件也是人生变坏或者变好的转折点"[③];2012年,詹姆斯(James)和吉利兰(Gilliland)在《危机干预策略》一书中提出,"危机是当事人认知或体验的一种状态,即将某一事件或生活境遇认知或体验为远远超出自己当下资源及应对机制的无法忍受的困难"[④]。从国外学者的研究来看,虽然对心理危机研究的切入点不尽相同,但是学者们普遍认可心理危机会导致个体处于一种不平衡的心理状态。

20世纪90年代起,国内学者开始关注心理危机,并开展了广泛的研究。郭兰等认为心理危机是由一些心理冲突引起的个体内部的一种心理状态或生理反应[⑤];蔡哲等认为心理危机是个体在处理目前所遇到的内外部应激时不能采用寻常应对方式进行处理时所发生的一种反应[⑥];胡泽卿和邢学毅提出心理危机是由于突然发生的重大生活事件引起的暂时的心理失衡状态,它一方面会导致悲伤、焦虑等不良情绪,另一方面也会促使人们更加成熟[⑦];马湘培把心理危机定义为

[①] CAPLAN G. Principles of preventive psychiatry[M]. Oxford, Eng: Basic Books, 1964.

[②] GLASS G V, SMITH M L. Reply to eysenck[J]. American psychologist, 1978, 33(5): 517-519.

[③] MITCHELL J T, RESNIK H L P. Emergency response to crisis: a crisis intervention guidebook for emergency service personnel[M]. Hoboken, NJ: Brady, 1981:5.

[④] 詹姆斯,吉利兰. 危机干预策略[M]. 5版.高申春,等,译.北京:高等教育出版社,2009:4.

[⑤] 郭兰,傅安洲,霍绍周. 大学生心理危机及预警系统研究[J]. 中国地质大学学报(社会科学版),2001,1(3): 63-67.

[⑥] 蔡哲,赵冬梅. 大学生心理危机的干预与调解[J]. 河南师范大学学报(哲学社会科学版),2001,28(4): 106-107.

[⑦] 胡泽卿,邢学毅. 危机干预[J]. 华西医学,2000(1): 115-116.

个体某种心理上的严重困境,个体遭遇的紧张刺激超过了其承受能力而陷入极度焦虑、抑郁、失去控制的状态,易导致灾难性的后果[①]。从国内学者的研究来看,国内学者也普遍认为心理危机是个体的一种失衡心理状态或者生理反应。

结合之前各位学者对心理危机概念的界定,我们认为心理危机的本质应包含以下四部分。

(1)个体遭遇重大的应激事件,既包括突发性的公共危机事件(如地震、水灾、战争等),也包括导致个体内在心理冲突的事件(如亲人亡故、情感受挫、人际关系紧张等)。

(2)该应激事件导致个体的心理失衡,并出现认知、情绪、生理、行为等方面的反应。

(3)个体不能采用之前惯用的解决手段去应对。

(4)在应对心理危机中,危险与机遇并存。

绝大多数学者认为,个体的心理危机状态一般会持续4~6周。[②] 由于个体的人格特质、先前经历危机的体验及处理危机手段的不同,心理危机一般会出现以下四种结局。

(1)个体顺利度过危机,并学会了新的应对危机的方法,心理健康水平也得到提高。虽然危机的出现,使个体经历了一次威胁,但是个体也因此获得了心理成长的机会,提高了应对危机的能力。这也是心理危机干预追求的最好结局。

(2)个体虽然度过了危机,但是此次危机事件也给个体留下了心理阴影,限制了其今后的社会适应。

(3)个体未能度过危机,导致神经症或精神病。之后,个体经历的任何应激情境都可能诱发其心理危机。个体的心理适应水平明显降低。

(4)个体未能度过危机,选择自杀结束生命或暴力伤人、杀人。由于应激事件给个体带来的极大心理压力和紧张情绪,个体失去希望,对生活极端绝望,最终选择死亡的方式来结束这一切。

这四种结局,除了第一种顺利度过危机,其他三种结局都会对个体的心理及

---

① 马湘培. 高校应提升心理危机干预的能力——经历 SARS 反思高校心理咨询[J]. 广西政法管理干部学院学报,2003,18(6):124-126.

② 龙迪. 心理危机的概念、类别、演变和结局[J]. 青年研究,1998(12):42-45.

生活带来诸多负面影响。因此,我们希望通过对心理危机的研究,可以在危机干预的基础上,帮助个体顺利度过心理危机,并获得心理的成长。

综上所述,本书认为心理危机是个体在遭遇重大应激事件时,无法逃避,又超出个体应对能力而导致的严重心理失衡状态。处于这种状态的个体,一方面,会出现一系列的不良情绪、认知和生理反应,极端情况下甚至出现自杀或暴力行为;另一方面,顺利度过危机后会提高个体的心理健康水平,提高危机应对能力。

另外,值得注意的是,在现实生活中有些人错误地把心理危机等同于心理障碍。他们认为个体一旦出现心理失衡就意味其有了心理障碍。而事实上,心理危机与心理障碍并不相同。几乎人人都可能遇到心理危机,但并不是遭遇心理危机的人都会发展出心理障碍。心理障碍指的是个体心理、行为显著偏离正常,表现为以精神病性症状、社会功能下降以及精神痛苦为特征的一组疾病。[①] 虽然一般的心理疾病患者也存在心理失衡的表现,但是只有当心理活动异常的程度达到医学诊断的标准时,我们才能够称其为心理障碍。

二、自杀

自杀是人类自古以来就存在的一种现象,也是目前社会上一个极其重要的公共卫生问题。有研究表明,在原始社会就存在自杀。早期关于自杀的研究,多是一些迷信或者推测。19 世纪末,一些学者开始从科学角度解读自杀,如埃米尔·迪尔凯姆(Emile Durkheim)[②]从社会学角度分析和解释自杀现象,西格蒙德·弗洛伊德(Sigmund Freud)从精神分析角度研究自杀现象。近几十年来,自杀学逐渐兴起并成为一门独立的学科,主要研究自杀的原因及预防,是一门涉及心理学、社会学、精神病学、哲学、伦理学等多个学科的边缘学科。

英文"suicide"(自杀)一词最早出现于 17 世纪,来源于拉丁语"sui(自我)"和"caedere(杀死)"。《牛津高阶英语词典》(*Oxford Advanced Learner's Dictionary*)里对"suicide"一词的解释为:(1)the act of killing yourself deliberately(故意结束自己生命的行为);(2)a course of action that is likely to destroy your

---

① 车文博. 心理咨询大百科全书[M]. 杭州:浙江科学技术出版社,2001:69.
② 也译为埃米尔·涂尔干。

career, position in society, etc. （可能会毁掉你的事业、社会地位等的一系列行动）；（3）a person who commits suicide（自杀者）。① 《现代汉语词典》中关于"自杀"一词的解释为：自己杀死自己。②

目前，学界对于自杀还没有统一的界定，不同学科的学者对自杀概念的界定还存在一些争议，具体如下。

（一）心理学的自杀定义

美国自杀学之父施耐德曼（Shneidman）在《自杀的定义》（*Definition of Suicide*）一书中提出，自杀是有意识的自我毁灭行动，处于这种困境不适状态而采取自杀行动的人认为，自杀是解决问题的最好方式。③

心理学家贝奇勒（Baechler）认为自杀的定义应强调自杀行为的操作功能，也就是说，自杀是指力图通过结束自己生命来解决现存问题的任何行为。④

奥地利精神病医师、心理学家弗洛伊德从精神分析的角度解读自杀。早期，他将自杀看成个体对自我的攻击。后来他从"生本能—死本能"（Eros-Thanatos）的角度，认为自杀是死本能的一种表现形式。⑤ 其中，死本能指向他者就成为杀人，指向自我就成为自杀。

里欧（De Leo）等认为自杀是一种具有致命结果的行为，即死者为了实现想要的改变，发起并实施了其知道或预期有可能导致致命结果的行为。⑥

（二）社会学的自杀定义

法国社会学家迪尔凯姆在其著作《自杀论》（*Le suicide*）中提出，自杀是任何由死者自己完成并知道会产生这种结果的某种积极或消极的行动直接或间接地引起的死亡。⑦

---

① Oxford Learner's Dictionaries online. Suicide[EB/OL].[2022-12-30].https://www.oxfordlearnersdictionaries.com/definition/english/suicide? q=suicide.

② 中国社会科学院语言研究所词典编辑室.现代汉语词典[M].7版.北京：商务印书馆,2016:1739.

③ SHNEIDMAN E S. Definition of suicide[M]. New York：Jason Aronson, 1977.

④ BAECHLER J. A strategic theory[J]. Suicide and life-threatening behavior, 1980, 10(2)：70-99.

⑤ 石中英.自杀问题的教育哲学省思[J].北京师范大学学报(社会科学版),2008(2)：16-23.

⑥ LEO D, BURGIS S, BERTOLOTE J M, et al. Definitions of suicidal behavior：lessons learned from the WHO/EURO Multicentre Study[J]. Crisis, 2006, 27(1)：4-15.

⑦ 埃米尔·迪尔凯姆.自杀论[M].冯韵文,译.北京：商务印书馆,2011:5.

(三)精神病学的自杀定义

精神病学家格尔德(Gelder)等认为,自杀行为指的是人们用不同的方式夺取自己的生命。[①]

2004年,世界卫生组织(World Health Organization,WHO)对自杀的定义为:自发完成的、故意的行为结果,行为者本人完全了解或期望这一行动的致死性后果。

《中国精神障碍分类与诊断标准(第三版)》(*Chinese Classification and Diagnostic Criteria of Mental Disorder 3rd ed*,CCMD-3)对自杀死亡的诊断标准为:(1)有充分的证据可以判定死亡的结局系故意采取自我致死的行为所致。(2)只有自杀意念而未实行者不采用此诊断;并无自杀意念,但由于误服剧毒物,误受伤害等原因致死者不采用此诊断;伪装自杀亦不属于此诊断。(3)自杀者可不存在精神障碍,但若自杀时已存在某种精神障碍,则并列诊断。

(四)哲学的自杀定义

法国哲学家阿尔贝·加缪(Albert Camus)说:"真正严肃的哲学问题只有一个,那就是——自杀。"加缪把自杀分为肉体上的自杀和哲学的自杀,其中肉体上的自杀是由于自杀的人认为活着并不"值得",活着是无意义的,遭受痛苦也是无用的;哲学的自杀是个体寻求宗教的庇护,信仰上帝,或者是因其他种种哲学学说,在精神上逃避现实,无条件屈服于荒诞和虚无的精神上的自杀。加缪对这两种自杀都持否定态度,认为人应该坚持奋斗,努力抗争,提倡反抗、自由和激情的人生态度。

哲学家梅奥(David J. Mayo)认为,自杀的定义应包括:(1)只有死亡,自杀才能成立;(2)自杀必须是个体自我采取的行为;(3)自杀的行为可以是主动或者被动的;(4)个体有意结束自己的生命。[②]

目前,虽然对自杀的定义还没有明确统一的界定,但研究者们也在自杀界定的某些方面达成了共识,包括:(1)自己造成的;(2)有意的;(3)结果具有致命

---

① GELDER. M, GATH D, MAYOU R. Oxford textbook of psychiatry [M]. Cambridge, Eng:Oxford University Press, 1989.

② 季建林,赵静波. 自杀预防与危机干预[M]. 上海:华东师范大学出版社,2007:2.

性。① 自杀概念有广义和狭义之分。从狭义上定义自杀,主要指的是有意识地自愿直接结束自己生命的行为;从广义上定义自杀,既包括故意的自伤自杀行为,又包括吸毒酗酒等"慢性自杀"行为。

因此,本书认为自杀是指个体在有意识的情况下,故意采取某种积极或消极的手段,结束自己生命的行为。

三、犯罪杀人与故意杀人

在美国,犯罪杀人(criminal homicide)指的是未经法律允许剥夺他人生存权利而导致他人死亡的行为,它通常包括谋杀(murder)和非过失杀人(nonnegligent manslaughter)两类。② 谋杀是指一个人以表现出来或暗示出来的事先预谋非法杀死他人的行为。美国的很多州把谋杀分为两级,将那些特别恶性、故意、深思熟虑和事先预谋的谋杀称为一级谋杀;把那些对他人的非法故意杀害,但没有一级谋杀所要求的恶性和事先预谋的谋杀称为二级谋杀,比如一位暴怒的父亲勒死一名酒驾撞死自己女儿的司机,尽管这里没有事先预谋,但这个暴怒的父亲确系想要杀死这名司机。那些不对谋杀进行分级的州,则将第二种行为定为非过失杀人。谋杀和非过失杀人的基本区别就在于谋杀必须有事先的预谋,而非过失杀人则没有。因此,在美国,谋杀是有狭义和广义之分的,广义的谋杀就是犯罪杀人,狭义的谋杀仅指那些特别恶性、故意、深思熟虑和事先预谋的杀人。

我国刑法中没有谋杀这一罪名,而有故意杀人的罪名。故意杀人罪是指行为人预见到自己的行为会剥夺他人的生命,并且希望或放任这种结果的发生。对照两国的法律,我们认为美国的犯罪杀人跟我国的故意杀人在概念的内涵上是相似的。根据《中华人民共和国刑法》第二百三十二条,故意杀人的,处死刑、无期徒刑或者十年以上有期徒刑;情节较轻的,处三年以上十年以下有期徒刑。其中,犯故意杀人罪的,情节严重的常见情形有:(1)出于图财、奸淫、对正义行为进行报

---

① LEO E, BURGIS S, BERTOLOTE J M, et al. Definitions of suicidal behavior: lessons learned from the WHO/EURO Multicentre Study[J]. Crisis, 2006, 27(1): 4-15.

② 考特・R.巴特尔,安妮・M.巴特尔.犯罪心理学[M]. 9 版.王毅,译.上海:上海人民出版社,2018:250.

复、毁灭罪证、嫁祸他人、暴力干涉婚姻自由等卑劣动机而杀人。(2)利用烈火焚烧、长期冻饿、逐渐肢解等极端残酷的手段杀人。(3)杀害特定对象,比如与之朝夕相处的亲人或著名的政治家、军事家、知名人士等,造成社会强烈震动、影响恶劣的杀人。(4)产生诸如多人死亡、导致被害人亲人精神失常等严重后果的杀人等。犯故意杀人罪的,情节较轻的常见情形有:(1)防卫过当的故意杀人。(2)义愤杀人,即被害人恶贯满盈,其行为已达到让人难以忍受的程度而招致他人对其私自处死,如父母对不义的儿子实施这种行为。(3)激情杀人,即本无任何杀人动机,但在被害人的刺激、挑逗下而失去理智,失控而将他人杀死。该行为必须具备以下条件:其一,必须是因被害人严重过错而引起行为人的情绪强烈波动;其二,行为人在精神上受到强烈刺激,一时失去理智,丧失或减弱了自己的辨认能力和自我控制能力;其三,必须是在激愤的精神状态下当场实施。(4)受嘱托杀人,即基于被害人的请求、自愿帮助其自杀。(5)帮助他人自杀的杀人。(6)生母溺婴,即出于无力抚养、顾及脸面等不太恶劣的主观动机而将亲生婴儿杀死。

四、致命性心理危机

《现代汉语词典》中对"致命"的解释为"可使丧失生命"[①]。本书主要采用此含义。

2009年,詹姆斯和吉利兰在《危机干预策略》一书中专门列出"致命性危机"一章来进行专题介绍。他们在施奈德曼对自杀界定的基础上,将致命性危机定义为"自杀或是对重要他人的谋杀,是一种自我诱导灭亡的有意识行为,需要帮助的个体有多种痛苦,且认为自杀或者对重要他人的谋杀是最佳的解决办法"[②]。笔者认为,詹姆斯和吉利兰的致命性危机概念在中国文化背景下有内涵多、外延小的特点,通常可使生命丧失的任何危机都属于致命性危机。据此,本书提出致命性心理危机的概念。

依据我国文化和法律的特点,本书将致命性心理危机界定为主要由心理问题导致的(试图)通过自杀或者故意杀人行为达成生命消亡目标的危机。致命性心

---

① 中国社会科学院语言研究所词典编辑室.现代汉语词典[M].7版.北京:商务印书馆,2016:1691.
② 詹姆斯,吉利兰.危机干预策略[M].高申春,等,译.北京:高等教育出版社,2009:218.

理危机的实施主体是人,目标是生命消亡,手段是自杀行为和故意杀人行为,实际结果是可能导致生命消亡。

以正在实施自杀或者故意杀人行为为关键节点,按照时间顺序,本书将致命性心理危机划分为危机前、危机中和危机后三个阶段。致命性心理危机前,指当事人存在自杀意念、自杀意图或者故意杀人意念、故意杀人意图,但是并没有采取直接致人死亡行为的阶段。致命性心理危机中,指当事人正在实施或可能即将实施自杀、杀人的行为阶段。致命性心理危机后,指当事人在自杀、杀人行为发生后的阶段。

五、心理干预

《APA 心理学词典》(*The APA Dictionary of Psychology*)认为,干预(intervention)是指心理治疗师(psychotherapist)为处理来访者的问题与难题而采取的行动,根据问题的性质、治疗师的取向、环境以及来访者进行治疗的意愿和能力来选择相应的介入方式,也叫作心理干预(psychological intervention)。蒙萌认为心理干预指的是通过改变个体的一些非适应性行为,使其从抑郁、恐惧与焦虑等负性情绪中得到缓解,进而提高其在社会生活中的适应能力。[①] 简而言之,心理干预的目的在于促进个人的改变,使其达到更高的功能效果。[②] 本书将心理干预界定为通过改变个体的认知、情感和行为,使其恢复到平衡状态的心理介入方式。

---

① 蒙萌.心理干预的脑活动模式:一项基于坐标的脑功能影像学元分析[D].杭州:杭州师范大学,2020.

② RICOU M, MARINA S, VIEIRA, P M, et al. Psychological intervention at a primary health care center: predictors of success[J]. BMC family practice, 2019, 20(1):1-8.

第二节 相关理论概述

一、自杀的相关理论

（一）心理学理论

1.心理动力学理论

弗洛伊德早期认为自杀是个体对自我的攻击，当个体出现抑郁、焦虑、悲伤而又无法解决的时候，就会把自己当作攻击的对象。后来，他从"死本能"的角度对自杀进行解释。他认为人有生本能和死本能这两种本能，它们分别构成了人格系统中的建设性倾向和破坏性倾向。来自潜意识的恐惧感和体验会抑制人的成长与发展，当个体的死本能和破坏性倾向很强烈，无法被生本能和建设性倾向平衡中和的时候，就会导致病态人格，甚至出现自我毁灭或者死亡的可能。[①] 自杀的根源就是个体长期受压抑的无意识欲望、冲动以及三我（即本我、自我、超我）之间的冲突，如人格结构中过分严厉的超我可能会使得自我无法承受惩罚而选择自杀。当个体经历强烈的心理刺激时会激发这些冲突，从而使得死本能主导生命进行思考和行动，最终导致自杀行为的发生。[②] 由此，我们可知弗洛伊德把自杀理解为个体内心矛盾冲突的结果。后来的一些理论家进一步发展了弗洛伊德的观点，提出包括仇恨、愤怒、怨恨和逃避的幻想都会导致自杀，并认为绝大多数的自杀行为都是冲动的表现。弗洛伊德的观点还直接影响了门林格尔（Menninger）。门林格尔认为："从一开始，我们每个人身上就存在强烈的自我毁灭的倾向，在许

---

① 石中英.自杀问题的教育哲学省思[J].北京师范大学学报（社会科学版），2008（2）：16-23.

② STILLION J M, MCDOWELL E E. Suicide across the life span: premature exits[M]. New York: Taylor & Francis, 2015.

多环境因素影响的特殊情况下这种倾向会导致我们采取实际的自杀行为。"①门林格尔认为自我惩罚、受虐倾向和极端时候的自杀是死本能的向内表现，而攻击、虐待倾向和极端时候的杀人行为则是死本能的向外表现。并且，他认为酒精成瘾、自我伤害、有意造成事故等行为也可以看成是自杀行为，是个体逐渐迈向毁灭的预兆。下面这位学生的个案就是死本能战胜生本能的一个案例。

·典型案例·

大学生因失去生活信心跳楼自杀

2005年4月22日，北京某高校一名中文系大二女生从教学楼的9楼跳下，经抢救无效后身亡。当天，有位同学曾看到她面无表情地站在9楼的天台上，因为平时也有人到天台上欣赏风景，所以这位同学也没在意。谁知这位同学从9楼乘坐电梯到达1楼后，刚出电梯门就看到这名女生已经躺在天井的地面上了。后来经过证实，确认该女生系自杀，是心理压力过大所致。同学们最后一次见到该女生大概是在事发当天的下午1时30分，当时她并无异样，但是在两天前，她曾提起对生活失去了信心。

案例分析：当个体对生活失去了希望，找不到活下去的理由，认为死亡是新生的开始，这可能是典型的抑郁症状。当前，抑郁症等心理疾病成为大学生自杀的主要诱因，并且近年来国内高校大学生自杀事件发生率较高。生命需要设防，既为大学生，也为我们每一个自己。

2.杀死自我(ego suicide)理论

该理论是1993年由荣格派心理学家戴维·罗森(David Rowson)提出的。根据荣格的理论，自我是意识的中心，同时也是众多情结中的一个情结，自我的原型核心"自性"(self)是精神的整体与核心。人的成长过程，即自性化过程，实际上是一个不断地杀死自我，不断地与自性靠近的过程，而自杀不过是杀死自我的误用。杀死自我可以推动人们发挥潜能，获得新的自我。

---

① 卡尔·门林格尔.人对抗自己——自杀心理研究[M].冯川,译.贵阳:贵州人民出版社,2004.

罗森认为,在人的一生中至少有三次机会可以体验这种象征性的杀死自我和新生:早年、中年、晚年。他对早年这一时期尤为看重。玛格丽特·马勒(Margaret Mahler)等认为自我意识在两岁时就出现了,此后自我就认同于内在的父母和外在的社会标准。在子女的成长过程中,明智的父母会帮助孩子更多地成为自己,并给予孩子支持和赞赏,这部分也就成为积极的自我,反之则成为消极的自我。青春期之所以成为人生自杀的高峰期,原因在于青春期这个阶段,人们在生理、心理、社会等方面都会经历巨大的变化,必然要求在心理上象征性地杀死自我,尤其是要杀死消极的占支配地位的代表父母声音的自我以及来自社会的人格面具和自我意象,并将其转化为自己的独特人格,这是不可逾越的人生阶段,否则就会受到惩罚。有学者认为:"一个不能象征性地'杀死'父母的'好孩子',在其以后的生活中会面临牺牲自己独立性的危险代价,并且这已经在大量发展滞后的例子中得到了证明。"[1]

对于青春期阶段的青少年而言,其生理心理都发生了巨大变化,然而自我却非常脆弱,稍大的挫折都可能引发非常强烈的情绪,而"杀死自我"的痛苦又令人难以忍受,甚至更加绝望。最终,有的人把自己等同于自我,将杀死消极自我的冲动误读成杀死自己的身体,从而产生实际的自杀行为。

由此,我们可知罗森把自杀看作对杀死自我的误用。他认为我们心性成长的过程就是一个不断杀死自我、不断趋近自性的过程。他的这个观点也与庄子的"吾丧我"(我忘记了自己,处于忘我的至高境界)有相通之处。目前,该理论已经得到了不少临床验证,但在实证性和量化研究方面还较为薄弱。[2]

·典型案例·

你不是一个失败者

有一天,心理学家罗森的妻子和另外一个男人在一间酒吧当着他的面调情。他强忍耻辱与愤怒,发疯似的跑出了酒吧,开着车狂奔,尔后

① ROSEN D H. Transforming depression: healing the soul through creativity [M]. Berwick, ME: Nicolas-Hays, Inc., 2002.

② 王求是,刘建新,申荷永. 国外自杀心理学研究与理论评介[J]. 心理科学进展,2006,14(1):105-110.

又下车在树林里狂奔——恨不得马上死去！不知跑了多久，他突然觉得上空有另一个自己看着自己的身影在树林里出没，还听到那个自己对跑着的自己说："回去吧。"于是他开车去找到他的一个朋友——一位心理分析师去治疗。一进门，就有了下面这段让他受益终身的对话。

罗森(脱口而出)：我是一个失败者，没有希望了，活着干吗？

分析师：你不是一个失败者，你只是在婚姻方面失败了。

这句话好似当头棒喝：实际上不是整个人都失败了，而只是整个人的一部分失败了，没必要杀死生命，杀死坏掉的那部分自我就行了。他由此受到启发，形成了杀死自我的理论假设，而且在自己的治疗中加以运用，得到了令人信服的证据和令人满意的结果。①

案例分析：在日常生活中，我们也会遇到类似的自杀情况。自杀者只是在人生中的某一方面、某一部分失败了，却扩大为自己的整个人生都是失败的，认为活着没什么意思，最终选择自杀来终结这一切。这种自杀类型正是对杀死自我的误读导致的。应对这种自杀的思路一般是通过心理治疗、生活治疗来帮助人们完成杀死自我的过程，促使新我的产生。

3.自杀的逃避理论

自杀的逃避理论(escape theory)最早是由贝谢尔(Baechler)提出的，他认为自杀是个体选择的一种解决问题的方式(认知绝望时极端的解决方式)，是个体面对困难逃避自我的一种表现形式。② 虽然，自杀并不是一种理性的解决问题的方式，但是对于自杀者而言，他们往往把自杀作为解决问题的唯一办法。鲍姆斯特(Baumeister)在1990年完善了贝谢尔的观点，并由此提出了自杀的逃避理论。③该理论认为自杀并不是自杀者的目的，自杀者自杀的本质在于逃避自我，因为他们不想再忍受当下的痛苦生活，想要逃避这一切。如果他们可以变成另外一个个

---

① 王求是，黄浦芳.生命教育与心灵成长——大学生的自杀现象分析[J].科技创新导报，2008(18)：140-141.

② BAECHLER J, COOPER B. Suicides[M]. New York：Basic Books, 1979.

③ BAUMEISTER R F. Suicide as escape from self[J]. Psychological review, 1990, 97(1)：90.

体而生活在这个世界上或者到一个新的地方开始一种全新的生活,远离当前的痛苦,就可能不会选择结束自己生命的极端方式。

自杀的逃避理论认为,自杀需要经历6个阶段,具体如下:(1)个体关于某个事件的重要期待没有实现,或者设定的某些目标没能达成,而体验到失望或受挫感。原因可能是目标和现实之间具有较大的差距,而个体遭遇的事件太糟糕或者是为自己设置的目标太高。[①](2)个体不恰当的内归因,认为是自己的问题才导致第一阶段事情结果的不如意,陷入自责。(3)个体质疑自己的能力,开始出现自卑和低自尊,认为自己是无能的、没有自信的、没有吸引力的,陷入自责导致的不良的高自我意识状态。(4)个体出现大量消极情绪,由于没能完成任务或者没能达到标准而变得焦虑抑郁。(5)受大量消极情绪的影响,个体出现逃避自我的想法。个体为了减轻焦虑抑郁,只从具体的短期的角度看待自己或者自己的行为,如只考虑近期目标,只注意眼前的活动与感觉。(6)个体长期受认知功能降低带来的丧失意义、不分对错等的影响,缺乏抑制力,认为死亡是逃避当下痛苦的方法,从而使得尝试自杀的意愿逐渐增强。

目前,已有大量的研究直接或间接地证明了自杀的逃避理论[②③④],并且这些研究发现重大的失望或失败在个体的自杀行为中扮演着非常重要的角色。另外,不仅是自杀这种自我伤害行为,其他诸如酒精依赖[⑤]、暴饮暴食[⑥]、网络成瘾[⑦]等自我伤害行为也证明了逃避理论的合理性。甚至有学者研究发现,个体想象中的失

① HIGGINS E T. Self-discrepancy: a theory relating self and affect[J]. Psychological review, 1987, 94(3): 319.

② DEAN P J, RANGE L M, GOGGIN W C. The escape theory of suicide in college students: testing a model that includes perfectionism[J]. Suicide and life-threatening behavior, 1996, 26(2): 181-186.

③ CHATARD A, SELIMBEGOVIĆ L. When self-destructive thoughts flash through the mind: failure to meet standards affects the accessibility of suicide-related thoughts[J]. Journal of personality and social psychology, 2011, 100(4): 587.

④ 唐军华. 内隐自杀意念测量及在自杀逃避理论中的应用[D]. 西安:第四军医大学, 2013.

⑤ HUFFORD M R. Alcohol and suicidal behavior[J]. Clinical psychology review, 2001, 21(5): 797-811.

⑥ VAN STRIEN T. Ice-cream consumption, tendency toward overeating, and personality[J]. International journal of eating disorders, 2000, 28(4): 460-464.

⑦ ROBERTS J, YAYA L, MANOLIS C. The invisible addiction: cell-phone activities and addiction among male and female college students[J]. Journal of behavioral addictions, 2014, 3(4): 254-265.

败也会导致其出现自我伤害的想法。① 个体之所以选择自杀的方式来逃避自我，原因可能在于一些个体认为自杀可以从根本上解决问题，自杀后就再也不用面对当前的痛苦现实，再也不需要进行现实自我与理想自我之间的比较，再也不需要实现那些难以实现的目标，这样一切问题都解决了，一切烦恼都没了。因此，我们可以知道，依据鲍姆斯特的观点，自杀是个体实现自我逃避的有效方法。该理论的解释力较强，然而其缺乏对影响个体自杀行为的实际危险因素的关注，因而导致该理论在个体自杀行为的预测和干预方面的实用性不强。

4.家庭系统理论

20世纪四五十年代，美国心理治疗专家默里·鲍恩(Murray Bowen)在进行心理治疗的过程中发现，患者与他的家属尤其是父母之间，很容易产生情绪的相互作用。经过10年的研究，他于1963年提出了"家庭系统理论"这一概念，并阐述了该理论在心理治疗中的应用。鲍恩认为家庭像一个基本的情绪单位，家庭成员之间的情绪是相互作用的，因此家庭中某个成员表现出的情绪或产生的心理问题也都与家庭其他成员存在千丝万缕的联系。② 后来他的助手迈克尔·E.科尔(Michael E. Kerr)在鲍恩的研究基础上，进一步丰富和完善了该理论。家庭系统理论的基本观点是家庭系统具有一些基本的结构，而这些结构之间又能够发挥相互支持的功能，进而保证了整个家庭系统的生存。③ 因此，该理论把家庭作为一个基本的单位或一个系统，每个家庭成员都是组成这个系统的一部分。该理论强调的是每一个家庭成员在这个系统中的情绪、行为等方面的相互作用及影响，而不是孤立地看待每一个家庭成员个体的发展。④

张志学用两个变量(自我分化、慢性焦虑)和一个核心概念(三角)来说明家庭系统理论。其中，自我分化(differentiation of self)指的是个体从早期依赖的生

---

① CHATARD A, SELIMBEGOVIĆ L. When self-destructive thoughts flash through the mind: failure to meet standards affects the accessibility of suicide-related thoughts[J]. Journal of personality and social psychology, 2011, 100(4): 587.

② 张志学. 家庭系统理论的发展与现状[J]. 心理学探新, 1990(1): 31-34, 20.

③ 彭国胜. 家庭系统理论视野下的青少年自杀[J]. 青少年研究(山东省团校学报), 2008(4): 44-48.

④ 吴雨薇. 论原生家庭对个体发展的影响——从家庭系统理论出发[J]. 泉州师范学院学报, 2017, 35(3): 88-92.

活环境中逐渐成长为一个独立个体的过程。在一个分化良好的家庭中,个体会有良好的自我意识,可以独立思考及行动;而在一个分化不良的家庭中,个体的自我意识及独立性较差。慢性焦虑(chronic anxiety)指的是个体对想象中的威胁的一种反应,是由于个体担心、害怕可能发生的事情而产生的。由于个体所在的关系系统受到干扰,家庭关系的平衡遭到破坏,这是个体慢性焦虑产生的主要原因。研究表明,个体的慢性焦虑与自我分化水平有着十分密切的联系。自我分化水平越低的人,其慢性焦虑就越高;相反,自我分化水平越高的人,其慢性焦虑就越低。[①] 三角(triangle)描述的是三人关系系统的动力模式,其中慢性焦虑决定了这种模式中个体之间关系的变化。在日常的人际交往中,如果不存在外来的压力,人的焦虑往往就会较小,两人之间的关系通常较为稳定。但是,当个体的焦虑增加时,通常会有第三个人加入原先的两人关系中,从而构成一个"三角"。在这个三角中,存在两种角色,即"当事人"(关系较亲近的两个人)和"局外人"(被排斥在两个当事人亲密关系之外的人)。当三角中的焦虑水平较低时,与局外人相比,当事人可以感受到更多的温暖,因此局外人就会想要取代其中一方成为当事人;而当三角中的焦虑水平较高时,与当事人相比,局外人可以逃避更多的责任与压力,这时候三者都想要逃避亲密关系并成为局外人。长期的三角关系会严重影响家庭和社会中的人际关系,因此,就需要通过"去三角化"来解决该问题,即三角中的一人绝对保持中立,并在与另外两人保持进行情绪接触的同时有适当的情绪分离。[②] 家庭作为一个系统,家庭中任何成员心理上出现的问题也反映了整个家庭系统的问题。因此,青少年的自杀行为与家庭系统的内部混乱有着密切关系。

家庭系统理论目前已经发展成一个比较丰富和完善的理论。另外,也有一些学者根据该理论提出了一些与青少年自杀相关的理论,如"特定牺牲子"(expendable child)理论、"替罪羊"理论。

"特定牺牲子"理论是由精神分析师萨巴斯(Sabbath)提出的。该理论认为,在家庭系统中,有些自杀危险系数较高的青少年被赋予了"特定牺牲子"(做出特

---

① 张志学.家庭系统理论的发展与现状[J].心理学探新,1990(1):31-34,20.
② 吴雨薇.论原生家庭对个体发展的影响——从家庭系统理论出发[J].泉州师范学院学报,2017,35(3):88-92.

定牺牲的孩子）的位置。① 在某种程度上，"特定牺牲子"对一个家庭而言是很有必要的一种存在，因为自杀危险性高的孩子可以满足家庭中每个精神有问题的亲属的需要，起到支持父母病态心理的作用。虽然事情本身看来并不正常，但是在客观上的确起到了调节家庭矛盾的作用。②

"替罪羊"理论的主要代表人物是里奇曼（Richman），该理论深入探讨了在家庭系统中，高自杀危险性的个体与其所有家庭成员之间的关系。里奇曼认为高自杀危险性的个体所在的家庭具有相互依赖、极不适应离别的特点，导致家庭中的个体缺乏独立性，而自杀危险性高的成员则在家庭里扮演着维持家庭系统平衡的角色。当青少年尝试分离独立的时候，就会导致家庭出现动荡，于是家庭成员就倾向于将责任全推到一个人身上（"错的肯定又是他"），从而维系整个家庭系统的病态平衡。③ 而这些举动可能就是青少年自杀的诱因。

5.聚合优化模型

聚合优化模型（coherence optimization model，COM）强调自杀思想的形成方式，并提出个体因素的九大认知单元群（cognitive unit set，CUS），分别为经济、关系、职业、健康、自我、自杀思想、生命、死亡和自杀。在该理论模型中，认知单元群关注的是共同的内外部目标，并且它们是一个相互关联的建构、评价、信仰、情感等的集合体。④ 其中，认知单元群是个体因素的基本组成部分，具有相对稳定性，其方向（积极或消极关系）和程度的变化对个体自杀思想的形成有重要的影响。而个体自杀思想的出现，受个体对自我、经济、关系、职业、健康状况等方面的看法，以及对生命、死亡和自杀的态度的影响。比如，个体经历了改变其对生活环境看法的重要事件，并且用消极的方式去对待生活，对关系、经济、职业等不满意，就可能逐渐形成消极的认知模式，最终导致自杀意念的形成。总的来说，该模型主要突出了认知因素在个体自杀思想形成中的作用，但是对自杀思想形成的解释相

① SABBATH J C. The suicidal adolescent：the expendable child［J］. Journal of the American Academy of child psychiatry，1969，8（2）：272-285.

② 高桥祥友.走出自杀阴影［M］.陈诚，译.北京：科学出版社，2005：82-87.

③ 赖海雄.青少年自杀的家庭危险因素探析［J］.精神医学杂志，2009，22（1）：76-78.

④ CERNAT V. A coherence optimization model of suicide［EB/OL］.（2000－11－05）［2022-8-30］. https://web-archive.southampton.ac.uk/cogprints/org/1081/1/coherencesuicide.htm.

对较为抽象,因此也难以施测。[①]

6.压力不协调理论

压力不协调理论是我国学者张杰提出的,其理论基础是迪尔凯姆的社会失范理论、默顿(Merton)的社会失范压力理论、阿格纽(Agnew)的一般紧张理论、费斯廷格(Festinger)的认知失调理论等。[②] 该理论假设个体的自杀行为主要是由四种不协调的压力源导致,具体为:(1)相互冲突的价值观。即个体在日常生活中,当两种相互抵触的价值观或信念不断冲突时所体验的压力。另外,当这两种不同的价值观存在却没有被个体进行内化,或者其被个体强行接受时,个体也会产生不协调的压力。(2)愿望和现实的不一致。即当个体的高目标期待跟实际面对的现实之间存在巨大差距时,个人就会体验到愿望压力;并且差距越大,个体体验到的压力也就越大。(3)相对剥夺。即极度贫困下的个体在跟自己背景相同或相似的人进行比较的过程中,发现对方过着一种优越富裕的生活,这时候个体就会体验到相对剥夺的压力,感到情绪低落。(4)危机的出现和应对危机技能的缺乏。即个体在面临人生中一些危机的过程中因缺乏应对手段而无法解决问题,这时候就会体验到关于应对手段缺乏带来的压力。[③] 个体应对危机的经验和手段越少,个体体验到的压力就越为强烈。该理论范式建立在以往社会失范和压力概念系统之上,确定了导致个体自杀行为的四种压力和压力的四种来源,为自杀研究提供了一个新的理论和测量方式。目前已有学者对该理论进行了实证研究和验证[④],然而该理论的完整建立还需要大量的实证研究,并且四种压力的测量工具和测试群体也有待进一步的研究与完善。

7.心理困境模型

心理困境模型(entrapment model),也称为"痛苦呐喊"模型(cry of pain model),由英国心理学家威廉斯(Williams)等提出。[⑤] 该模型认为个体在遭受了

---

① 张春妹,夏梦雅.自杀成因的心理学理论研究[J].理论月刊,2012(12):163-167.
② 张杰.自杀的"压力不协调理论"初探(综述)[J].中国心理卫生杂志,2005,19(11):778-782.
③ 张杰.自杀的"压力不协调理论"初探(综述)[J].中国心理卫生杂志,2005,19(11):778-782.
④ 张杰,唐勇.压力不协调与自杀:从155个案例看扭力体验[J].中国心理卫生杂志,2009,23(11):784-789.
⑤ WILLIAMS J M G. Cry of pain:understanding suicide and self-harm[M]. Harmondsworth:Penguin,1997.

来自外界的压力情境（如工作压力、失业）或者自身无法控制的内部混乱后会产生挫败感，就会想要努力逃离这个情境。而当个体认为自己没办法从该压力情境中逃离，又没有人可以帮助自己时，就可能会选择自我伤害或自杀行为来表达自己内心的痛苦，而严重的自杀行为和自杀成功就是一种对痛苦的"呐喊"。威廉斯还提出了"记忆受限"的概念来解释个体对情境产生困惑感的认知与判断。

国外有学者认为，威廉斯的"痛苦呐喊"模型包含 6 个心理条件，分别为：(1)压力的存在；(2)个体在失败的条件下对压力和失败后果的评估；(3)信息处理的偏激；(4)无法逃脱那些不断增加的令人感到压迫的感觉；(5)对救援因素的感知缺乏；(6)对自杀方式的接触和模仿。自杀可能性和自杀的干预策略在这 6 个心理条件下是共同存在的。当个体同时具备这 6 个心理条件时，就可能为了宣泄内心的痛苦或者怨恨，而采取自杀的方式摆脱自己面临的困境。① 该模型强调个体的自杀行为是被组合情境诱发的一种反应，是渴望被解救的呐喊，不仅增加了人们对于导致个体自杀行为的风险因素的理解，还推动了研究者根据这些心理条件，去积极探究新的治疗与干预自杀行为的路径。然而，该理论模型的定义并不是很清晰，因而其在某些领域的应用可能会受到一定的限制。②

·典型案例·

中年失业成了压垮他的最后一根稻草

人到中年的男人，时常会觉得孤独，因为他一睁开眼睛，周围都是要依靠他的人，却没有他可以依靠的人。

——张爱玲《半生缘》

2017 年 12 月的一天，国内一大型互联网公司的程序员欧某从高楼一跃而下，结束了自己 42 岁的生命，抛下了自己的妻子、9 岁的儿子和 2 岁的女儿，撒手人寰。事发前，欧某曾被所在公司的人力资源主管叫去谈话。主管称鉴于目前行业不景气，希望他能够主动辞职，接受 N+1 的

① JOHNSON J, GOODING P, TARRIER N. Suicide risk in schizophrenia: explanatory models and clinical implications, the schematic appraisal model of suicide (SAMS) [J]. Psychology and psychotherapy: theory, research and practice, 2008, 81(1): 55-77.

② 李茂平，陈瑜. 自杀理论及自杀综合评估模式评介[J]. 丽水学院学报, 2014, 36(1): 96-100.

赔偿方案,并将压低股价回购他所持的公司股份。欧某对待工作一直兢兢业业,从不敢有半点疏漏,但在公司整体效益不好时,却无法逃脱被"清退"的命运。这突如其来的打击让其一时无法接受。本来就对公司辞退方案已经不满却无法辩驳的欧某,只能寄希望于公司念其苦劳能在股价上有所补偿,结果却遭到拒绝,这样离职后几乎得不到任何额外补偿。欧某努力无果,最终因受不了中年失业的打击,选择了跳楼自杀。

案例分析:在欧某这样的年龄,失业往往意味着很难再找到一份合适的工作,会大大影响家庭收入。房贷、车贷、子女教育、父母养老等各种压力都压在欧某的身上,导致他产生了强烈的挫败感。虽然妻子鼓励其离职后可以换一个更好的工作,但是这些压力和打击让欧某感到痛苦和难以承受。他没有选择去积极应对、解决这些困难,去寻求帮助,如获取必要的社会支持资源,而是绝望之下选择自杀来宣泄自己内心的痛苦。他的离去对妻儿的伤害是巨大和长久的……

8.人际关系理论

自杀的人际关系理论(the interpersonal theory of suicide)是乔伊纳(Joiner)和凡·奥登(Van Orden)等根据前人的理论研究并结合自杀的临床经验提出的。[1][2] 乔伊纳等认为,个体只有在同时具备强烈的自杀愿望并且习得了自杀能力的情况下,才有很大的可能性去实施自杀行为。该理论首次将自杀分为不同的阶段进行研究,并从人际的视角对自杀的心理和行为机制进行了新的解读,为自杀行为研究提供了新的思路和方向。

该理论认为一个人要实施自杀行为需要具备三个条件,即受挫的归属感(thwarted belongingness)、知觉到的累赘感(perceived burdensomeness)和习得的自杀能力(acquired ability of suicide)。[3] 其中,受挫的归属感是指个体在归属需要方面没能得到满足(如孤独、独居、低社会支持)的时候产生的一种痛苦的心理状

① JOINER T. Why people die by suicide[M]. Cambridge, MA:Harvard University Press, 2005.
② VAN ORDEN K A, WITTE T K, CUKROWICZ K C, et al. The interpersonal theory of suicide[J]. Psychological review, 2010, 117(2):575.
③ 李建良,俞国良.自杀的人际关系理论:研究与临床应用[J].中国临床心理学杂志,2014,22(1):126-131.

态。受挫的归属感属于一种动力性的认知情感状态,会受到真实的人际氛围、激活的人际图式和当前的情绪状态等的影响,使得个体的归属感水平可能处于一种时不时的变化之中。知觉到的累赘感,指的是个体感受到的一种不胜任感与无效感,也是一种认为自己会给别人"添负担""拖后腿"的非常致命的错觉,它以自我讨厌与认为自己死了会比自己活着更有价值的信念为特征。知觉到的累赘感也是一种动力性的认知情感状态,会受到两个维度指标——自己是别人的负担(如失业困扰、严重躯体疾病)和自我讨厌(如低自尊、羞愧)的影响,因此个体知觉到的累赘感水平可能因为人际关系、时间等的变化而变化。习得的自杀能力决定了个体习得致命性自杀能力的状况,也是自杀的人际关系理论中一个最为关键的要素。因为自杀不是一件简单的事情,自我保护的本能会使得这种威胁个体生命的行为难以实施。受挫的归属感和知觉到的累赘感仅仅构成了个体的自杀愿望,使自杀作为个体逃避绝望情绪、躯体痛苦或者当前困境的方式。① 然而,仅仅有自杀愿望还不足以引发个体的自杀行为,个体还必须克服自杀过程中所带来的痛苦以及对死亡的恐惧等。因此,个体自杀能力的习得过程也可以看作是个体对死亡恐惧和死亡痛苦的一种适应过程。

凡·奥登等用了四个假设来解释这三个要素之间的关系,具体为:(1)个体感到缺乏归属感和认为自己是负担是引起个体被动自杀意念最重要的条件;(2)当个体的归属受挫和累赘感知同时存在,并且个体面对这两种痛苦状态产生彻底绝望的想法时,个体就必然产生主动自杀意念;(3)当个体同时具备自杀意念以及对死亡的低恐惧时,自杀意念才能逐渐转化为自杀企图;(4)个体致命的自杀行为(或近乎致命性自杀尝试)更容易在有自杀企图、自杀恐惧降低与生理疼痛耐受力提高的情况下出现。② 因此,根据自杀的人际关系理论,可以采取通过阻止个体获得自杀能力,测量其获得自杀能力可能性大小的方式,来预防和减少个体自杀行为的产生。③

① JOINER T E, CONWEL L Y, FITZPATRICK K K, et al. Four studies on how past and current suicidality relate even when "everything but the kitchen sink" is covaried[J]. Journal of abnormal psychology, 2005, 114(2): 291–303.

② VAN ORDEN K A, WITTE T K, CUKROWICZ K C, et al. The interpersonal theory of suicide[J]. Psychological review, 2010, 117(2): 575.

③ 黄霞妮. 死亡提醒对大学生自杀意念的影响研究[D]. 南宁:广西大学, 2016.

自杀的人际关系理论提出后得到了一些实证研究的验证,如凡·奥登等的研究发现,与年龄、性别等因素相比,个体知觉到的累赘感和受挫的归属感的交互作用更能显著地预测自杀观念;乔金恩(Jokinen)等的实证研究发现,个体在儿童时期的暴力经历与其在成年时期的暴力行为表达是自杀既遂的风险因素①;阿内斯蒂斯(Anestis)和乔伊纳的研究则发现,当个体在受挫的归属感、知觉到的累赘感和习得的自杀能力三个因素上的得分较高,又面临负性应激事件时,个体产生自杀意念的时间会更短,并且更有可能寻求痛苦的自我伤害行为。② 然而,还有一些研究并不支持该理论,如冈恩(Gunn)等的研究发现,在澳大利亚塔斯马尼亚州2012年的1 091份自杀记录中,共有261份自杀记录可以被评定为存在归属感受挫和累赘感知觉,但只有4.2%的人同时具有这两个要素。③ 在女性自杀者的遗书中提到更多的是累赘感知觉,而在年轻自杀者的遗书中提到更多的是归属感受挫。这说明该理论可能只适用于一部分自杀人群,还有其他一些重要的影响因素需要考虑。自杀的人际关系理论以其独特的视角,为我们提供了一些有关自杀社会现象的解释——如"为什么在自杀风险非常高的群体中,仅有小部分人会自杀身亡";也为自杀风险干预指明了新的方向,如通过消除个体归属感的受挫和知觉到的累赘感或降低两者的水平来降低自杀风险。不过,该理论还有一些地方有待加强,如纵向追踪设计、跨文化研究、自杀作用机制和干预方案的进一步深化探究等。④

---

　　① JOKINEN J, FORSLUND K, AHNEMARK E, et al. Karolinska interpersonal violence scale predicts suicide in suicide attempters[J]. Journal of clinical psychiatry, 2010, 71(8): 1025-1032.

　　② ANESTIS M D, JOINER T E. Examining the role of emotion in suicidality: negative urgency as an amplifier of the relationship between components of the interpersonal-psychological theory of suicidal behavior and lifetime number of suicide attempts[J]. Journal of affective disorders, 2011, 129(1-3): 261-269.

　　③ GUNN J F, LESTER D, HAINES J, et al. Thwarted belongingness and perceived burdensomeness in suicide notes[J]. Crisis: the journal of crisis intervention and suicide prevention, 2012, 33(3):178-181.

　　④ 李建良,俞国良. 自杀的人际关系理论:研究与临床应用[J]. 中国临床心理学杂志, 2014, 22(1): 126-131.

老年人自杀问题值得关注

2018年12月的一天，一名八旬老太在广西某市公路河堤处用剃须刀割腕自杀，所幸热心市民发现并报警求助，在民警帮助下将其送到医院救治，老太没有大碍。经了解，老太今年80岁，因为身患重病难以治愈，她不想拖累子女才想到轻生。最后，在民警长时间耐心劝导下，老太放弃轻生念头，决心在家人陪伴下积极接受治疗。

2019年10月的一天，有市民报警称在安徽某市的路边发现一栅栏系着三尺白绫，并且旁边一老人在轮椅上坐着轻声哭泣。值班民警迅速赶到现场安慰老人，经劝导后老人情绪有所缓解，最终民警找到老人的家并将其送回儿子家中。通过老人儿子了解到，老人今年90多岁，身缠多病导致生活不能自理，每天由儿子和女儿两人轮流照看。看病花了不少钱，病情却不见好转。老人因怕拖累子女，竟然想到了自杀。

案例分析：在上述案例中，老年人因为身体疾病原因变得敏感，加上年龄已大，不愿意成为子女的负担，认为自己死了会比活着更有价值，因而选择自杀。2014年发布的《我国老年人死亡问题的研究现状》《农村老年人自杀的社会学研究》报告显示，老年人是我国自杀率最高的人群之一，在北京一项对全国1 799例死亡人群的调查中，有895例为自杀，其中年龄在55岁以上的自杀者占35.4%，农村地区尤为严重。[1] 依据自杀的人际关系理论，农村老人因与子女分离独居，在归属感方面没有得到满足，加上年龄大了可能需要忍受疾病的疼痛，认为自己活着是给子女添负担，受挫的归属感和知觉到的累赘感交互影响老年人自杀意念，于是有的老年人在克服自杀过程中所带来的痛苦以及对死亡的恐惧后，最终选择自杀结束生命。

---

① 新浪网.老人自杀层出不穷的悲情与无奈，缺失的孝道该如何拯救[EB/OL].（2018-12-07）[2022-08-23].https://k.sina.com.cn/article_6500080199_1836f5a4700100eyh7.html.

9.自杀图式评估模型

自杀图式评估模型(schematic appraisal model of suicide,SAMS)是由约翰逊(Johnson)等提出的,主要包括负性信息加工偏差、自杀图式和评估系统三部分。该理论认为负性信息加工偏差的主要作用是维持负性情绪状态和获取与自杀有关的信息,它可以激活自杀图式,二者一起影响评估系统。当个体的自杀图式被激活后,就会抑制其他图式(如逃离图式),个体会认为自杀可以让人逃离无法忍受的情绪、状态或当前境遇,因而产生自杀意念,并且个体的自杀图式越强大、越复杂,就越能抑制其他的图式,导致个体的自杀行为。该理论认为负性信息加工偏差、自杀图式和评估系统三者之间的相互作用产生了挫败(defeat,即对社会竞争失败、丧失、社会等级下降的感受)和受困(entrapment,即逃离当前情境的愿望,但是却无路可逃),个体为了逃避无法忍受的挫败和受困,从而实施自杀行为。已有大量实证研究证明,挫败和受困与个体的自杀行为之间有着稳定可靠的关系,并且挫败和受困能够解释评估系统与自杀风险之间的关系。①②③

(二)社会学理论

1.社会连接理论

迪尔凯姆在《自杀论:社会学研究》一书中,提出了自杀的社会整合理论(the theory of social integration)。④ 该理论认为,自杀主要是社会因素造成的,并且社会方面的因素是导致个体自杀的真正原因。迪尔凯姆依据"社会整合"(即个人与社会相联系的方式)和"社会规范"(即社会管理个人的方式)两条标准,将自杀分为4种类型:利己型自杀(egoistic suicide)、利他型自杀(altruistic suicide)、失范型自杀(anomic suicide)和宿命型自杀(fatalistic suicide)。他还提出了失范—利

① O'CONNOR R C, SMYTH R, FERGUSON E, et al. Psychological processes and repeat suicidal behavior: a four-year prospective study[J]. Journal of consulting and clinical psychology, 2013, 81(6): 1137.

② PANAGIOTI M, GOODING P A, TARRIER N. Hopelessness, defeat, and entrapment in posttraumatic stress disorder: their association with suicidal behavior and severity of depression[J]. The journal of nervous and mental disease, 2012, 200(8): 676-683.

③ TAYLOR P J, GOODING P, WOOD A M, et al. The role of defeat and entrapment in depression, anxiety, and suicide[J]. Psychological bulletin, 2011, 137(3): 391.

④ 埃米尔·迪尔凯姆. 自杀论:社会学研究[M]. 冯韵文,译.北京:商务印书馆, 1996.

己、失范—利他、利己—利他等形式的混合型自杀。其中,利己型自杀指的是个体只考虑自己的利益,不将自己的利益和社会的利益保持一致,而自己的利益又不能得到满足,从而导致的极端个人主义的自杀;利他型自杀指的是个体为了保护家人或所在社会团体的其他成员,将集体利益置于个人利益之上,完全牺牲个人利益的"英雄式"的自杀;失范型自杀指的是由于社会的动乱、变迁,人们失去秩序和规范,个体觉得自己失去改造社会、适应新社会要求的能力,失去与原有社会的联系而导致的自杀;宿命型自杀指的是个体由于受到过度的规范,情绪被过度压制,感到自己无法控制自己的命运而导致的自杀。

利己型自杀和失范型自杀主要是个体感到自己不能融入传统社会秩序的原因导致的自杀,而利他型自杀和宿命型自杀则是个体感到自己受到过度的社会整合导致的自杀。因此,社会整合缺乏或者过强都可能导致自杀率的上升。另外,根据迪尔凯姆的自杀理论模型,我们可知:(1)社会整合度越低,利己型自杀率越高;(2)社会整合度越高,利他型自杀率越高;(3)社会规范对个人约束越弱,失范型自杀率越高;(4)社会规范对个人约束越强,宿命型自杀率越高。[1] 因此,迪尔凯姆关于自杀的研究强调的是社会整合与社会规范处于两极时的情况,却并没有讨论当社会整合与社会规范处于适中时候的社会自杀率趋低的问题。

· 典型案例 ·

男子因侵吞巨额公款一事败露而自杀

2015 年 4 月 9 日,杭州一名男子在某医院坠楼身亡。公安部门调查发现,死者为黄某,52 岁,生前是某教育学院的一名出纳。财务人员的非正常死亡引起了人们的注意,在有关部门对学院的账目进行核查后发现,该单位的存款中 3 000 余万元公款竟不翼而飞,户头上只剩下 600 多元。黄某通过单位网银、支票转账划转和现金支票套现等方式,侵吞教师培训专项资金共计 3 000 余万元。这些资金进入黄某账户后,大部分都是当天就被消费或者取出,最终都流向了期货贵金属交易公司。由于炒期货亏损,侵吞巨额公款的事实已经无法掩盖,2015 年 4 月 7 日,黄某

---

① 张翼. 社会学自杀研究理路的演进[J]. 社会学研究, 2002(4): 27-42.

在办公室内割腕自杀,被同事发现后送至医院救治。第三天凌晨,黄某在医院跳楼自杀。

案例分析:黄某为个人私利,侵吞学校公款,在事情无法掩盖后选择自杀来结束这一切的行为,属于利己型自杀。

2.社会学习理论

社会学习理论是由美国心理学家阿尔伯特·班杜拉(Albert Bandura)提出的,其著作《社会学习理论》是对其理论及研究成果的总结。[①] 该理论主要包括四个方面:(1)观察学习理论;(2)三元交互决定理论;(3)自我调节理论;(4)自我效能理论。其中,观察学习理论和三元交互决定理论对于理解个体自杀行为有着重要的意义。

观察学习指的是个体通过观察他人的行为及其强化结果,获得示范行为的象征性表象,并被引导做出与之相对应的行为的过程。班杜拉认为观察学习主要由注意过程、保持过程、运动复现过程和动机过程四个子过程构成,并且观察学习不一定产生外显行为。班杜拉的观察学习过程中的效应也被称为示范作用。该示范作用的主要功能在于向观察者传递如何将各种行为技能进行综合并成为一种新的反应模式等方面的信息。[②] 例如,自杀高危者在阅读涉及自杀的书籍或者报道后,会对那些背景或问题跟自己相似的自杀者的身份产生认同,并模仿对方的方法来解决问题。其中,知名人士自杀报道对受众的影响要远远大于普通自杀者的影响。根据社会学习理论,国外有学者认为自杀是一种习得的解决问题方式。这种方式会被内部原因(自杀将有助于缓解焦虑、害怕情绪)和外部原因(自杀行为发生后可能脱离危险环境、得到关心)强化。[③]

三元交互决定理论认为,在社会学习过程中认知、行为和环境三者之间是相互联结、相互决定的[④],无论是内部认知因素,还是外部环境因素,都不能独立决定人的行为。因此,依据该理论,个体的自杀行为可以看作是个体通过自身的气

---

① 阿尔伯特·班杜拉.社会学习理论[M].陈欣银,李伯黍,译.北京:中国人民大学出版社,2015.
② 包晓峰.班杜拉社会学习理论述评[J].文教资料,2006(7):78-79.
③ 张春妹,夏梦雅.自杀成因的心理学理论研究[J].理论月刊,2012(12):163-167.
④ 叶浩生.论班图拉观察学习理论的特征及其历史地位[J].心理学报,1994,26(2):201-207.

质性格(如抑郁质、内向、孤僻、偏执)等特征激活不同的社会环境反应,这些不同的环境反应在另一方面又会影响个体的认知(如社会不友好、生活无趣),进而容易导致个体产生自杀意念或者实施自杀行为。

虽然该理论为我们提供了新的减少自杀行为发生的视角,即通过行为的强化与消退的方式来降低自杀可能性,但该理论并不能对所有的自杀行为都做出解释。

(三)生物医学理论

1.遗传因素论

许多遗传流行病学家认为自杀行为具有家族聚集性,来自有自杀家族史家庭的青少年与无自杀家族史的青少年相比,其自杀的可能性更大。关于自杀的家族研究表明,个体的自杀行为受到家庭和遗传因素的影响,如秦(Qin)等调查了自杀死亡者的家庭危险因素,发现自杀家族史使个体的自杀风险增加了 2 倍,并且自杀家族史使得女性的自杀风险略高于男性[1];布兰特(Brent)等的研究发现,与非自杀未遂者的子女相比,自杀未遂者子女的自杀风险增加了 6 倍,因此自杀未遂的家庭负荷可能会影响其子女自杀行为发生率和发病年龄[2];盖拉(Geulayov)等的一项元分析研究也得出了同样的结论,即父母的自杀行为与后代自杀行为的风险增加有关[3]。

关于自杀的双生子和寄养子的研究也表明了遗传因素对自杀行为的影响。斯泰瑟姆(Statham)等对 5 995 名澳大利亚成人双生子的研究发现,同卵双生子的自杀意念和自杀行为一致率要高于异卵双生子,并且遗传因素约占自杀想法和行

① QIN P, AGERBO E, MORTENSEN P B. Suicide risk in relation to socioeconomic, demographic, psychiatric, and familial factors: a national register-based study of all suicides in Denmark, 1981—1997 [J]. American journal of psychiatry, 2003, 160(4): 765-772.

② BRENT D A, OQUENDO M, BIRMAHE R B, et al. Peripubertal suicide attempts in offspring of suicide attempters with siblings concordant for suicidal behavior [J]. American journal of psychiatry, 2003, 160(8): 1486-1493.

③ GEULAYOV G, GUNNELL D, HOLMEN T L, et al. The association of parental fatal and non-fatal suicidal behaviour with offspring suicidal behaviour and depression: a systematic review and meta-analysis [J]. Psychological medicine, 2012, 42(8): 1567-1580.

为变异的 45%①。格洛温斯基(Glowinski)等对 3 401 名女性双生子的调查发现，同卵双生子的自杀未遂率为 25%，而异卵双生子的自杀未遂率为 12.8%，遗传和共同的环境影响一起解释了自杀风险方差的 35% 到 75%②。另外，分子遗传学的研究也表明，色氨酸羟化酶(TPH)基因③④、5-羟色胺受体(5-HTR)基因⑤、5-羟色胺转运体(5-HTT)基因⑥与自杀行为有着密切的联系。

2.神经生物学因素论

近些年来，有学者试图通过研究自杀未遂者或者自杀死亡者的生物学改变来寻找个体自杀行为的生物学特征，但是这些研究结果还有待于进一步的验证。⑦

关于自杀的神经生物学研究，主要集中在 5-羟色胺(5-HT)、胆固醇、去甲肾上腺素(NE)方面的研究上。

相关研究发现，5-羟色胺与人类的自杀行为存在密切的关系。比如，艾斯伯格(Asberg)等对 68 例抑郁症患者自杀行为的发生率及其与脑脊液(CSF)中 5-羟吲哚乙酸(5-HIAA)水平的关系进行了研究，结果发现自杀者脑脊液中的 5-羟色胺的代谢产物 5-羟吲哚乙酸含量降低了。⑧ 5-羟吲哚乙酸水平是呈双峰分布的，个体的自杀企图越强，其 5-羟吲哚乙酸水平就越低。该研究表明，脑脊液中的 5-羟吲哚乙酸浓度与冲动行为、严重无节制攻击行为呈负相关。⑨ 萨缪尔森(Samuelsson)等对 15 例男性自杀未遂者调查后发现，对高危男性精神病住院患

① STATHAM D J, HEATH A C, MADDEN P A F, et al. Suicidal behaviour: an epidemiological and genetic study[J]. Psychological medicine, 1998, 28(4): 839-855.

② GLOWINSKI A L, BUCHOLZ K K, NELSON E C, et al. Suicide attempts in an adolescent female twin sample[J]. Journal of the American academy of child & adolescent psychiatry, 2001, 40(11): 1300-1307.

③ ROY A, RYLANDER G, FORSLUND K, et al. Excess tryptophan hydroxylase 17 779C allele in surviving cotwins of monozygotic twin suicide victims[J]. Neuropsychobiology, 2001, 43(4): 233-236.

④ PAIK I, TOH K, KIM J, et al. TPH gene may be associated with suicidal behavior, but not with schizophrenia in the Korean population[J]. Human heredity, 2000, 50(6): 365-369.

⑤ DU L, FALUDI G, PALKOVITS M, et al. Serotonergic genes and suicidality[J]. Crisis: the journal of crisis intervention and suicide prevention, 2001, 22(2): 54.

⑥ 刘贵浩, 郭丽. 自杀行为的神经生物学与遗传学研究现状[J]. 实用医学杂志, 2009, 25(14): 2380-2382.

⑦ 于情, 王礼桂. 大学生自杀问题研究进展[J]. 国外医学(社会医学分册), 2004, 21(4): 159-165.

⑧ ASBERG M, TRASKMAN L, THOREN P. 5-HIAA in the cerebrospinal fluid: a biochemical suicide predictor? [J]. Archives of general psychiatry, 1976, 33(10), 1193-1197.

⑨ HIGLEY J D, MEHLMAN P T, POLAND R E, et al. CSF testosterone and 5-HIAA correlate with different types of aggressive behaviors[J]. Biological psychiatry, 1996, 40(11): 1067-1082.

者来说,5-羟吲哚乙酸比贝克自杀意念量表(BSI)或贝克绝望量表(BHS)能够在个体自杀未遂后更好地预测自杀行为。[①]

关于胆固醇和自杀关系的流行病学研究表明,低胆固醇水平与个体的自杀未遂或者自杀行为之间存在一定的联系。国外有研究者对巴黎6 393名职业男性进行了4年的血清胆固醇浓度的年度重复测量,随访期间有32例自杀,研究者发现低血清胆固醇浓度和降低胆固醇浓度均可增加男性自杀死亡的风险。[②] 赵汉清等的研究发现,血清胆固醇水平与自杀的严重程度明显相关,抑郁症伴有自杀行为组的血清胆固醇水平明显低于无自杀行为组和正常对照组。因此,他们认为低血清胆固醇水平可增加女性抑郁症自杀的风险。[③] 另外,自杀死亡者的去甲肾上腺素蛋白在蓝斑(LC)的浓度与正常对照者之间存在一定的差异,研究也显示攻击者或敌对者尿中的去甲肾上腺素与肾上腺素的比值高于正常人,而抑郁或自杀者的比值则低于正常人。[④]

(四)生物心理社会理论

1.自杀轨迹模式

自杀轨迹模式认为,影响自杀的危险因素主要包括四大类:(1)生理危险因素,具体包括大脑的功能运作、遗传和性别;(2)心理危险因素,具体包括抑郁的情绪、绝望和无助的感觉、不良的自我概念和低自尊、不良的自我防御机制和应对能力,以及对生命意义的怀疑;(3)认知危险因素,具体包括一个人已经达到的认知水平,对自己的认识以及适应外部环境的方式,如刻板、狭隘、僵化的思维方式;(4)环境危险因素,具体包括不良的家庭环境、否定性的生活事件和自杀工具。[⑤]

---

① SAMUELSSON M, JOKINEN J, NORDSTRÖM A L, et al. CSF 5 – HIAA, suicide intent and hopelessness in the prediction of early suicide in male high-risk suicide attempters [J]. Acta psychiatrica Scandinavica, 2006, 113(1): 44-47.

② ZUREIK M, COURBON D, DUCIMETIERE P. Serum cholesterol concentration and death from suicide in men: Paris prospective study Ⅰ [J]. British medical journal, 1996, 313(7058): 649-651.

③ 赵汉清,崔庶,端义扬,等.低血清胆固醇与女性抑郁症的自杀行为[J].中国神经精神疾病杂志,2000,26(2): 78-80.

④ 沈岩,况利.自杀危险因素的研究进展[J].重庆医学,2006(17): 1612-1614.

⑤ 库少雄.自杀轨迹模式研究[J].社会科学研究,2002(6): 110-113.

这四类危险因素共同作用，一旦达到个体承受和应对的极限，个体就可能会产生自杀意念。当个体的自杀意念发展到一定程度的时候，它可能会以预警信号（如告诉别人自己的自杀想法、以前有过自杀行为、学习成绩下降、社交退缩、与重要的亲人断绝交往、吸毒、酗酒等）的方式表现出来，也可能因触发事件（产生自杀意念后的否定性事件）而得到加强，最终导致自杀行为的实施。

自杀轨迹模式较为全面地罗列了与自杀意念产生有关的所有危险因素，但该理论并没有明确说明导致个体自杀行为的原因，因而不利于个体自杀行为的预防和干预。

2.压力—素质模型

压力—素质模型（stress-diathesis model）是由曼（Mann）等人提出的，该模型认为自杀行为的风险不仅由精神病（压力源）决定，而且由素质决定。[1] 这种素质可能倾向于使个体经历更多的自杀意念和更多的冲动，因此更可能对自杀情绪起作用。压力源，主要包括急性精神病或躯体疾病、严重的酒精或药物依赖、严重的心理创伤、工作压力或者家庭危机等导致应激生活状态的因素。素质，主要反映的是个体自杀意向较强、冲动性较高等方面。压力源中的应激事件会给个体带来压力，导致其产生一系列不良的身心反应（如焦虑、愤怒、绝望），影响他们的应对能力，如果此时个体再次经历其他应激事件或者情境，在这些压力下，个体很容易实施自杀。另外，曼等人还提出了广义的自杀过程中的压力—素质模型，认为自杀是应激因素、保护因素（如家庭、社会、文化等因素）和个体素质因素（如易感性、人格、认知等因素）三者之间相互作用和影响的结果。[2] 总体来说，该模型对个体素质的关注和探索，为我们提供了有关自杀研究的一个新视角，然而该理论模型没有具体描述自杀行为的成因路径，导致其对个体自杀成因的解释和预测力不强。后来，邦纳（Bonner）通过对罪犯自杀方面文献的研究，根据压力—素质模型，提出了有关罪犯自杀的压力—脆弱模型（stress-vulnerability model）。[3] 邦纳

① MANN J J, WATERNAUX C, HAAS G L, et al. Toward a clinical model of suicidal behavior in psychiatric patients[J]. American journal of psychiatry, 1999, 156(2): 181-189.

② 张春妹，夏梦雅. 自杀成因的心理学理论研究[J]. 理论月刊，2012(12):163-167.

③ BONNER R L. Isolation, seclusion, and psychosocial vulnerability as risk factors for suicide behind bars [M]//MARIS R W, BERMAN A L, MALTSBERGER J T, et al. Assessment and prediction of suicide. New York: The Cuilford Press, 1992:398-419.

认为罪犯身处监狱这一特殊环境中,受孤独、隔离等危险因素的影响,其有效处理问题的机制被破坏,导致他们在面对和处理消极生活事件时表现得很脆弱。这样的长期结果是个体在情绪上失控,在一定条件的刺激之下,这些脆弱的个体很容易实施自杀行为。与压力—素质模型相比,压力—脆弱模型清晰地描述了个体自杀的轨迹,如个体在高环境压力的影响下产生抑郁情绪,并出现自杀想法,这时候个体若受无助感的影响而感到绝望,就会选择自杀。该模型也得到了一定的实证验证,如1992年邦纳通过压力—脆弱模型检测出146名男性犯人中的一种绝望的互动"心态"模式。①

· 典型案例 ·

男子因接连受挫寻短见

王磊(化名),男,34岁。因夫妻感情破裂,王磊和妻子离异,他进而产生厌世情绪,且没有进行有效的排解,产生轻生念头,在三天之内吃安眠药、割腕、跳楼……连续自杀四次。第四次他从七楼楼顶跳下,当场殒命。王磊突然遭遇离婚等挫折,加上离婚前父母重病、工作不顺利等导致抑郁,其对生活失去信心,产生厌世情绪,然而没能得到及时的心理疏导,最终导致悲剧的发生。

案例分析:面对生活中的负性生活事件,王磊没能去积极应对,及时寻求帮助,而是选择了吃安眠药、割腕、跳楼等方式进行自我毁灭,这些都反映了其在应对消极生活事件时的脆弱。

3.动机—意志整合模型

奥康纳(O'Connor)提出了自杀行为的动机—意志整合模型(integrated motivational-volitional model of suicidal behaviour, IMV)。② 动机—意志整合模型以计划行为理论、素质—压力模型等为主要的理论基础,认为自杀行为的发展包

---

① BONNER R L, RICH A R. Cognitive vulnerability and hopelessness among correctional inmates: a state of mind model[J]. Journal of offender rehabilitation, 1992, 17(3-4): 113-122.

② O'CONNOR R C. Towards an integrated motivational-volitional model of suicidal behaviour [M]// International handbook of suicide prevention: research, policy and practice. New York: John Wiley & Sons, Ltd, 2011: 181-198.

括3个阶段:前动机阶段、动机阶段和意志阶段。① 其中,前动机阶段以素质—压力模型为基础,识别出自杀的脆弱性因素与扳机事件,包括素质(生物或基因的易损因素)、环境因素(如剥夺)与负性生活事件(如关系破裂)。动机阶段是自杀意念与意图的形成阶段,在这个阶段个体会经历从挫折或羞耻到受困再到自杀意念或意图的过程,其中在挫折或羞耻发展为受困的过程中,威胁自我变量(如社会问题解决、应对、记忆偏差及反刍)起调节作用,在受困发展为自杀意念或意图的过程中,动机变量(如未满足的归属感、累赘感、社会支持与态度)起调节作用。最后,意志阶段是行为实施阶段,理论基础为计划行为理论、"痛苦呐喊"模型及自杀的人际理论,在该阶段自杀意念转变为自杀企图或自杀行为的过程中,意志变量(如自杀能力、冲动性、工具可获得性、模仿)起调节作用。动机—意志整合模型将自杀看作个体有意识计划并实施的行为,而不是心理疾病或病理的表现。② 该模型整合了自杀行为发展过程中的生物与心理因素,并将自杀意念和自杀行为的影响因素进行区分,有助于我们深入理解自杀。

4.生物心理社会模型

生物心理社会模型(biopsychosocial model)把个体自杀的危险因素分为6种。(1)人口统计学与社会因素。该因素主要影响个体有关自杀的预先倾向及自杀方式的选择。(2)家庭特征与童年经验。该因素主要包括父母与儿童之间不良的关系、个体在家庭遭受身体虐待等,个体受该因素的长期影响容易导致患精神疾病的概率和自杀风险的增加。(3)人格特征与认知风格(包括性别定向)。个体在该因素某些方面的特征可能会促使个体产生自杀意念并付诸自杀行动。(4)基因与生物学因素。该因素会导致个体精神失调,在面对自杀风险时软弱无力。(5)精神疾病因素。(6)环境因素(包括生活中的压力以及挫折等)。该因素会促使个体以自杀的方式来应对生活中的压力。该理论模型强调了生物、心理、社会对自杀的共同作用,认为自杀行为的产生是上述相互关联的6种因素共同作用的结果。③

① O'CONNOR R C, KIRTLEY O J. The integrated motivational-volitional model of suicidal behaviour[J]. Philosophical transactions of the royal society b: biological sciences,2018,373(1754):2017-2068.

② 杜睿,江光荣. 自杀行为:影响因素、理论模型及研究展望[J]. 心理科学进展, 2015,23(8):1437-1452.

③ 董会芹,纪林芹. 罪犯自杀的危险因素与自杀机制[J]. 山东师范大学学报(人文社会科学版),2006,51(2):130-133.

二、故意杀人的相关理论

犯罪心理学从对犯罪原因的不同视角出发,将已有的犯罪理论划分为个人型犯罪理论和互动型犯罪理论两种类型。个人型犯罪理论大体上又可以分为两类:(1)生物型犯罪理论。这是指主要利用个人的生物和生理特征解释犯罪原因的理论学说。(2)发展型犯罪理论。这是指主要利用个人的心理方面的发展情况解释犯罪原因的理论学说。互动型犯罪理论是指主要利用环境因素及其与个人的相互作用解释犯罪原因的理论。①

犯罪心理学还从人性的视角出发探讨犯罪的原因。关于该问题的探讨,产生了不同的人性论观点,如性善论、性恶论、性无善恶之分论。古希腊哲学家苏格拉底和柏拉图认为人性本善,虽然人性不能完全摆脱生物遗传的控制,但是可以受环境和教育的影响;而亚里士多德则认为人性的善恶主要由生物的力量来决定,因此不大可能发生很大的改变。②

为了保持与自杀的相关理论的一致性,本书尝试从心理、社会和生理的视角对故意杀人的相关理论进行概述。

(一)心理学理论

要了解人为什么会杀人,就需要了解其攻击性冲动的来源,而目前关于人的攻击性冲动的来源或者犯罪成因方面主要有以下理论。

1.本能论

早期的心理学家受达尔文学说的影响,普遍把人类的动机归因于先天的禀赋。有学者认为侵犯是人类天生的劣根性,是人类与生俱来的对他人的仇恨。20世纪20年代,弗洛伊德把侵犯行为和"力比多"联系起来,认为侵犯是个体被异性

---

① 吴宗宪.西方犯罪学[M].北京:法律出版社,2006:142.
② 张荣伟,林国耀,程利国.从社会学习理论看犯罪行为产生的心理机制[J].江西公安专科学校学报,2005(6):67-70.

侵犯后受压抑的记忆产生的困扰状态。后来,他逐渐修正自己的观点,将侵犯行为与死本能联系起来,认为侵犯是人的一种本能,是死本能的行为化反应。[①] 当个体的死本能指向外部时,个体就会表现出对别人的攻击性,既可能是言语上的,也可能是行为上的(如嘲笑、斥责、打斗);而当个体的死本能向外发展受阻或者遭受挫折时,就会将攻击指向内部,表现出一些自我伤害行为(如自责、自残、自杀)。弗洛伊德从人类本能的角度分析了暴力、虐待等攻击行为产生的根源,为我们研究暴力犯罪的心理机制提供了独特的视角。不过,该理论过分强调先天因素对个体行为的影响,而忽视了社会客观环境因素的影响。

以洛伦茨(Lorenz)、廷伯根(Tinbergen)为代表的动物习性理论认为,攻击是人类和动物的一种好斗的本能,人与动物都会有不断累积的侵犯能量,受特定刺激的诱发就容易导致侵犯行为。[②] 而个体想要摆脱这些侵犯行为的唯一办法就是找到一个合适的发泄途径,如体育比赛、商业竞争。[③] 洛伦茨对鱼类的观察发现,鱼类的攻击行为往往是不择对象的,说明了动物的习性导致其本身的攻击性,它的释放具有生物学的价值。虽然洛伦茨对动物的攻击行为开展了许多有趣的习性学研究,为我们了解攻击行为提供了一定的视角,但是其简单地将动物的攻击行为推及和解释人类的攻击行为,并且研究本身缺乏科学性,导致该理论受到学者的广泛批评。

· 典型案例 ·

邪恶的精灵

美国作家爱伦·坡创作的短篇小说《黑猫》中的主人公,起初是一个性情温柔善良、喜欢喂养和爱抚动物的人,之后却像是着了魔一样在一股邪恶力量的支配下,行为和态度变得异常和无理,并且残忍地杀害

---

① FREUD S. Beyond the pleasure principle[M]//The standard edition of the complete psychological works of Sigmund Freud, volume xviii(1920—1922): beyond the pleasure principle, group psychology and other works. London: Hogarth Press, 1942.

② 王恩界,乐国安. 社会心理学关于侵犯行为的理论探析[J]. 社会科学战线, 2006 (3): 270-272.

③ 高申春. 人性辉煌之路:班杜拉的社会学习理论[M]. 武汉:湖北教育出版社, 2000: 164-165.

了妻子和自己饲养的黑猫。① 这一切都是爱的缺失引起男主人公的心理失衡,导致人格产生了一系列变化。因为内心没有了爱,被邪恶驱使,最终男主人公的人生走向毁灭。面对罪行,男主人公内心极为矛盾后悔,一边为自己的暴行忏悔、痛苦,但另一边又很快就麻木地忘怀,继续施暴。

案例分析:根据本能论,相对于"享乐的自我",外部世界由两部分组成:一部分是与自我相合的,即快乐的源泉;另一部分是与自我对立的,即痛苦的源泉。喜爱一个事物并把它看作是快乐的便是在寻求满足,是生的本能在起作用。这时候的男主人公是一个性情善良的人,人性中的爱占据着主要位置,他喜爱动物,生活幸福。但是,随着时间的推移,爱的缺失引起了男主人公的心理失衡,之前对妻子和黑猫的爱,几年后则成了自己痛苦的源泉。男主人公的"自我"开始讨厌憎恶这些,想要毁灭他们。"邪恶的精灵"操纵着男主人公的大脑,"自我"虽然按照现实原则以社会道德规范以及爱来控制"本我"的非理性冲动,但这只能偶尔使男主人公受到良知的谴责,"本我"的冲动——"邪恶的精灵"最终占了上风。男主人公最终杀死了妻子,吊死了黑猫,自食恶果。

2.挫折攻击理论

1939 年,美国社会心理学家约翰·多拉德(John Dollard)、米勒(Miller)等在精神分析理论和学习理论的基础上提出了挫折攻击理论(或译为挫折侵犯理论,frustration-aggression theory)。② 该理论认为攻击性行为的发生总是以挫折的存在为前提条件的,挫折的存在总是会导致个体某种形式的攻击行为,并且个体遭受的挫折越大,其攻击的强度就会越大。③ 该理论只是简单地把挫折和攻击之间的关系看作一种直接的线性关系,既存在绝对化的倾向,又忽视了其他一些因素的影响。因此,一些学者提出了质疑和修正。米勒等修正后的理论认为,个体遭受

---

① 百度百科. 黑猫[EB/OL].[2022-08-23]. https://baike.baidu.com/item/黑猫/9467119.
② 蒋俊梅.挫折攻击理论及其对青少年犯罪预防的启示[J].商丘师范学院学报,2007,23(5):108-110.
③ 王恩界,乐国安.社会心理学关于侵犯行为的理论探析[J].社会科学战线,2006 (3):270-272.

挫折后可能会诱发各种反应,而攻击行为仅仅是其中的一种可能性反应。但是,一般情况下攻击行为的产生都是以个体遭受挫折为前提的。[①]

　　该理论的内容对后来社会心理学关于攻击原因的分析有着重要的影响,然而该理论没能具体说明为什么挫折等不利因素会诱发个体之后的攻击行为。伯科威茨(Berkowitz)的观点则很好地弥补了这一点,他认为类似于挫折的不利因素不会直接引发个体的攻击行为,它们仅仅是导致攻击行为的唤醒状态或者准备状态,在这种状态下消极情感会不断累积。[②] 这种消极的情感作为一种中介调节过程,最终会导致个体的攻击行为或者逃避行为。另外,挫折攻击理论在当代美国的研究中也不断取得新的进展,如弗格森(Ferguson)等提出的社会归因模型认为,不是挫折引发了攻击,而是人们对伤害者的归因引发了攻击[③];安德森(Anderson)等提出的攻击的一般行为模型,不仅关注特定情境下的攻击行为,还阐释了环境和生物因素的相互作用对个体攻击行为的影响[④]。

　　另外,挫折攻击理论也提出了个体在遭遇挫折时可能出现的三种不同反应,即外罚性反应(个体在遭遇挫折时,从外部找原因,将责任归咎于外部因素)、内罚性反应(个体从自身寻找引起挫折的原因,产生内疚感)、无罚性反应(个体在遭遇挫折后,将挫折最小化甚至完全忽略它,也就没有了惩罚性的反应)。[⑤] 外罚性反应下,个体容易对他人实施言语或者身体的攻击,导致暴力性犯罪的比例很高。内罚性反应下,个体对自己的谴责、虐待,容易导致其抑郁,甚至发生自残、自杀的行为。无罚性反应下,有的个体可能会客观地了解事实,合理地认识和对待挫折,有的个体则可能掩饰或者假装逃避。而对于无罚性反应而言,这种逃避仅仅是暂时的,挫折已经在个体心里留下了烙印,其危险人格和暴戾情绪都处于累积期,一个偶然事件就可能成为导火索,刺激个体实施极端暴力行为。与此同时,

　　① 余建华. 西方侵犯行为研究述评[J]. 社会心理科学, 2007, 22(C1): 45-49.

　　② BERKOWITZ L. On the formation and regulation of anger and aggression: a cognitive-neoassociationistic analysis[J]. American psychologist, 1990, 45(4): 494-503.

　　③ FERGUSON T J, RULE B G. Children's evaluations of retaliatory aggression[J]. Child development, 1988,59(4):961-968.

　　④ ANDERSON C A, Bushman B J. Human aggression[J]. Annual review of psychology, 2002,53(1):27-51.

　　⑤ 李欣. 暴力犯罪心理成因及防治研究[D]. 长春:吉林大学, 2014.

国内外的一些实证研究也证实了个体遭受挫折后容易激发攻击行为。①②③

与本能论相比，挫折攻击理论认为个体的攻击行为是后天的冲动或者动机导致的，并且发生在特定的环境条件下，是挫折导致的，而不是来自个体天生的本能及内部因素。随着理论研究和实证研究的不断深入和发展，挫折攻击理论研究的科学化水平也不断提升，对于阐释故意杀人个体的心理机制有着重要的意义和作用。

·典型案例·

被欺压走绝路

2013年3月26日，广西某县一家宾馆里发现两名死者。警察在宾馆的垃圾桶里发现一堆被撕碎丢弃的废纸片，经拼接还原后竟是一份"死亡名单"，上面罗列了多达26人。犯罪嫌疑人覃某迫于压力，在当天自首并如实供述了自己的罪行。当地多数人认为覃某平时性格温和、与人为善，孰料其竟突然连杀两人。投案自首后，覃某交代的作案动机令人深思。覃某称，他是靠在村里承包果林先富起来的，很感谢乡亲们的关照，所以一向待人和气，也尽量答应别人的求助。然而，后来村里人说他家的果园破坏了风水，一夜之间就把他家果园毁了。他为了不起冲突就忍了下来。之后，他又和朋友合伙做生意，却因为经营出现问题面临破产。由于朋友只想分利润却不想承担损失，覃某承受不了巨额债务，认为是朋友故意使自己陷入困境的，遂产生杀死他们的想法。不仅如此，他还要对之前欺负过他的所有人实施报复，所以列出了这样一份"死亡名单"。最终，覃某因犯故意杀人等罪被判处死刑。

案例分析：根据挫折攻击理论，人在遭遇挫折的情况下会出现外罚性反应、内罚性反应和无罚性反应。在无罚性反应情况下，会出现两种

① WHITAKER J L, MELZE R A, STEFFGEN G, et al. The allure of the forbidden: breaking taboos, frustration, and attraction to violent video games[J]. Psychological science, 2013, 24(4): 507-513.

② BREUER J, ELSON M. Frustration-aggression theory [M]//STURMEY P. The wiley handbook of violence and aggression. New York: John Wiley & Sons, Ltd, 2017: 1-12.

③ 屈朝霞，童玉林，路红红，等.同伴交往，学业成绩对儿童青少年攻击行为的影响——基于挫折—侵犯理论的研究[J]. 青少年犯罪问题，2012 (4): 13-21.

情况：一种是个体能够将面临的挫折合理化，可以正确对待挫折；另一种是个体自我掩饰挫折，不愿去面对或者逃避。在第二种情况下，这种无罚性反应仅仅是暂时的，挫折已经在个体心里刻下了烙印，其危险人格和暴戾情绪处于积累期。当个体在生活中多次受挫，反社会意识和报复动机就会越来越强烈，一次偶然事件就可能成为导火索，刺激个体极端暴力行为的发生。而当个体遭遇挫折的次数不断增加，最终达到或者超过其临界点时，个体就会由无罚性反应转化为外罚性反应或者内罚性反应。本案例中，覃某在村民把其果园毁了之后进入无罚性反应，暂时把自己情绪压抑下来。之后，他又经历生意失败而面临破产的变故，朋友却不愿意承担损失，覃某自己也无法承受这些债务，他的情绪和愤怒不断累积，逐渐到达了临界点，最后由无罚性反应转为外罚性反应，列出"死亡名单"，有预谋地计划和实施杀人。在杀害别人的同时，覃某也将自己的人生亲手毁灭。

3.补偿理论

奥地利精神病学家阿德勒（Adler）认为攻击行为的内部动力并非"本能"，而是个体自身"追求卓越"的动机。[1] 阿德勒重视权力意志的实现，他认为个体的一切行为都受到"权力意志"的支配，去追求优越和征服，个体一旦受挫就容易产生自卑感。

自卑，是一种消极的心态，表现为看不起自己，认为自己不如别人。自卑感是个体对自我评价偏低，对自己持有否定或者轻视的态度，会令人遭遇挫折后感到无望，是一种自我的负面情绪体验。自卑感一方面可能会激发个体的积极性，但另一方面也可能导致个体对他人、社会产生敌对的攻击行为。阿德勒最初把研究重点放在生理上的缺陷（如器官缺陷、丑陋）导致的"生理自卑感"上，后来将其从生理学扩展到心理学领域，提出了"心理自卑感"（或称为"主观自卑感"）。[2] 自卑感人人都有，为了减轻自卑感的影响，人们往往会采取行动来解除这种紧张状态，从而克服甚至超越自卑感，阿德勒称之为"补偿"。补偿指的是当个体所追求

① 李欣.暴力犯罪心理成因及防治研究[D].长春：吉林大学，2014.
② 吴宗宪.西方犯罪学[M].北京：法律出版社，2006：246-248.

的目标受到挫折，或者由于自身的某些缺陷不能达到既定目标时，个体通过改变活动的方向以其他可能成功的活动来代替，从而弥补或者减轻个体心理上的不适感①。补偿是一种心理防御机制。如果个体的自卑感得不到有效补偿而持续存在就会产生"自卑情结"。现实中，人们对自卑的补偿一般分为两种："适当的补偿"（成功的补偿）和"不适当的补偿"（失败的补偿）。适当的补偿是建立在个体对生活意义的正确理解上，也就是说生活的真正意义体现在对别人、对团体的奉献上，以及跟他人的合作与和睦相处之中。这种情况下，自卑感成为个体发展的积极动力，有助于个体克服自卑、获得心理满足感，将其塑造成为一个理想的人物。不适当的补偿包括"缺乏补偿"和"过度补偿"。这两种不正确的补偿都是建立在对生活意义的错误理解之上，它们对生活赋予的是一种个人的意义，只把兴趣停留在自己身上，因而个体的努力和补偿就会被导向无意义甚至错误的方向。其中，缺乏补偿容易使个体把侵犯指向自己，从而引发抑郁、焦虑、人格障碍等心理疾病；过度补偿容易使个体将侵犯指向外界，将自己与他人、社会对立起来，出现偷盗抢劫、打架斗殴、杀人放火等极端行为。这两种错误的补偿不但没有触动自卑感，反而导致个体产生自卑情结（一个人面对他无法适当应对的问题，表示自己无法解决这个问题，这时候出现的便是自卑情结）。严重的自卑情结会导致精神病、自杀或者暴力犯罪行为。故意杀人就是有预谋地以侵犯他人、牺牲他人的方式来超越自身自卑感的极端表现。例如，发生在云南大学的马加爵杀人案，马加爵来自贫困的农村，极度自卑、敏感，因为打牌与好友吵架，感到自尊受挫和绝望，遂产生杀害同学的犯罪故意，并准备、实施、完成了整个犯罪过程，非法剥夺了他人的生命权利，最终受到了法律的制裁。

与本能论相比，阿德勒提出的补偿理论，揭示了人性对优越感的追求，指出了个体的故意杀人行为来自后天的自卑情结，是过度补偿的表现。该理论也在现实中得到了广泛应用，为我们认识故意杀人个体的心理机制提供了新的思路，有助于预防和减少故意杀人事件的发生。

---

① 马慧，徐静英.青少年犯罪的物质与心理原因——基于阿德勒"自卑"与"补偿"的视角[J].城市问题，2011（5）：91-96.

4.类型学理论

在现代心理学中,"类型学"一词是指对人格、动机或其他行为模式进行分类的系统。罗伯茨、扎格巴和夏希杜拉分析了美国新泽西州狱政局所知的 336 个杀人犯罪者的模型和动机,从而得出 4 种类型:(1)行凶者杀人是由一般的争执或争吵促成,比如在财产方面发生了争执,或者言语不和升级为打斗。攻击的升级是指敌意或毁坏行为的逐步增强,常常达到暴力点。杀人者大多是因为别人的攻击行为而被激怒,要还对方以颜色。这一类杀人案比重最大,占到杀人事件的 45%。(2)在一项重罪的过程中杀人。在这种情境中,杀人常常是进行其他犯罪如抢劫、盗窃或者绑架的手段。这类杀人者通常有过犯罪记录。(3)与家庭暴力相联系的杀人。这类杀人者是受害人现在或以前的配偶、同居的亲密伴侣,或者是其家庭成员。这类杀人事件通常"涉及性、爱和情感的关系中的复杂性和脆弱性"。这一类杀人案排在第二位,占杀人事件的 25%。(4)发生事故之后(通常与汽车有关),对当事人某种程度的杀人指控。在大多数情况下,被指控的当事人是酒驾或毒驾。①

(二)社会学理论

1.模仿理论

19 世纪大众媒体兴起的同时,法国的犯罪率也出现了持续、明显的上升。塔尔德(Tarde)通过对大众媒体与犯罪行为两者之间关系的深入思考以及对犯罪现象的持续研究,最终提出了"社会模仿理论"。他认为社会生活是一个发明、模仿和适应的循环过程,社会行为的本质就是模仿,而犯罪作为一种社会行为也是通过模仿而来的。犯罪不是先天决定的,而是后天生活中受社会风气等因素的影响而逐步形成并通过模仿行为表现出来的。②

塔尔德还提出了可能导致犯罪行为的三种模仿规律,分别为:距离规律（模仿与自己关系亲密的人的行为）、方向规律（下层模仿上层、农村模仿城市）、插入

---

① 考特·R. 巴特尔,安妮·M. 巴特尔.犯罪心理学[M].9 版.王毅,译.上海:上海人民出版社,2018:258.

② 李欣. 暴力犯罪心理成因及防治研究[D]. 长春:吉林大学, 2014.

规律（两种互斥行为共存时，一种行为被另一种行为代替）。① 社会心理学认为模仿是人类心理的基本倾向，但是不同受众对犯罪案件报道信息的接收和选择却是不同的，有的个体可能借此增加了对法律知识的了解，有的个体却可能增加了对犯罪方法、手段的模仿。

塔尔德主张要到社会环境中去寻找犯罪根源，这对后世的犯罪学说产生了重大影响，对于解释和矫治、预防青少年暴力犯罪心理也有重要的意义。国内外的大量实证研究也证实了塔尔德的观点。例如：2013 年中国预防青少年犯罪研究会的调查报告显示，上网成瘾是未成年人不良行为发展为犯罪的重要原因之一，占导致不良行为走向犯罪的主要原因的 37.1%，浏览色情网站、玩网络暴力游戏等不良行为导致犯罪风险急剧增加②；2014 年我国未成年人犯罪研究报告中，将被调查者的上网目的分为"浏览色情网页""玩网络游戏""网络聊天""网上邀约犯罪""与网友交流信息"，选 4 项以上的占 47.5%，选 2~3 项的占 41.4%③。国外有学者研究了学校杀人凶手的社会人口学和病因学特征，认为自杀和大规模谋杀很可能会被模仿，而媒体似乎在防止模仿犯罪的悲剧发生方面发挥着关键作用。④ 关于电视暴力等媒体对攻击性的长期影响的研究文献表明，对于男孩和女孩来说，早期接触媒体暴力会增加日后发生攻击性行为的风险。⑤ 研究还表明，孩子们对攻击性电视角色的认同以及对攻击性的幻想，会加剧这种关系。⑥

2.社会学习理论

20 世纪 60 年代，班杜拉创立了社会学习理论。该理论由三元交互决定理

① 孙长春，李艳霞.腐败的社会传播规律及其治理——从犯罪学视野对腐败现象的解读[J].福建行政学院福建经济管理干部学院学报，2004（3）：45-49,80.

② 路琦，董泽史，姚东，等.2013 年我国未成年犯抽样调查分析报告（下）[J].青少年犯罪问题，2014（4）：23-36.

③ 路琦，牛凯，刘慧娟，等.2014 年我国未成年人犯罪研究报告——基于行为规范量表的分析[J].中国青年社会科学，2015，34(3)：8-17.

④ AUXEMERY Y. The mass murderer history: modern classifications, sociodemographic and psychopathological characteristics, suicidal dimensions, and media contagion of mass murders[J]. Comprehensive psychiatry, 2015, 56: 149-154.

⑤ HUESMANN L R, MOISE-TITUS J, PODOLSKI C L, et al. Longitudinal relations between children's exposure to TV violence and their aggressive and violent behavior in young adulthood: 1977—1992 [J]. Developmental psychology, 2003, 39(2): 201.

⑥ LIU J, WUERKER A. Biosocial bases of aggressive and violent behavior—implications for nursing studies [J]. International journal of nursing studies, 2005, 42(2): 229-241.

论、观察学习理论、自我效能理论和自我调节理论构成。① 其中,三元交互决定理论是社会学习理论的基础。班杜拉认为人的认知因素、行为因素和环境因素三者之间是相互联结、相互决定的,并且在不同的情境中三者的相对影响力和交互作用模式是处于动态变化的。班杜拉坚持性善论,把认知因素引入对侵犯概念的分析,批判了本能论对侵犯行为的解释。按照班杜拉的三元交互决定理论,个体的故意杀人行为是杀人者个体认知、行为和环境因素三者相互作用的结果,而环境因素的影响依赖于个体(主要是认知和其他个人因素)与环境的交互作用和激活。

班杜拉认为侵犯性行为模式是侵犯行为发生的必要条件,而侵犯性行为模式需要通过社会学习获得。根据班杜拉的观点,个体获得侵犯性行为的方式,主要有观察学习和亲历学习两种。其中,观察学习是个体学习的最重要方式,而亲历学习是人类获取直接经验的基本学习方式,二者相互作用共同影响个体的学习行为。并且,在日常生活中,个体侵犯行为的学习还会受到强化和示范作用的影响。观察学习理论认为,观察学习是一个信息加工的过程,包括注意过程、保持过程、运动复现过程与动机过程。个体通过对他人行为的观察及正负强化的结果获得新的反应或者对已有的行为进行矫正。② 依据这一点可以看出,个体的故意杀人行为是与观察学习分不开的,如对暴力题材影视剧的模仿学习、生活在暴力家庭环境中的学习。国内外的实证研究也证实了,童年时期受严重虐待的儿童容易产生暴力、犯罪行为③④⑤,这可能与受虐待儿童学习了侵犯行为的示范,促进其攻击行为的发生有关⑥。

个体侵犯行为的获得与表现出侵犯行为是两个分离的过程,要受到两种不同

① 阿尔伯特·班杜拉. 社会学习理论[M].陈欣银,李伯黍,译.北京:中国人民大学出版社,2015.

② 张慧玲,石一晶. 社会学习理论视角下的中学女生校园暴力现象分析[J]. 教育理论与实践,2017,37(32):22-24.

③ CASPI A, MCCLAY J, MOFFITT T E, et al. Role of genotype in the cycle of violence in maltreated children[J]. Science, 2002, 297(5582):851-854.

④ MANCHIKANTI G A. Testing the cycle of violence hypothesis: child abuse and adolescent dating violence as predictors of intimate partner violence in young adulthood[J]. Youth & society, 2011, 43(1):171-192.

⑤ WANG Y, XU K, CAO G, et al. Child maltreatment in an incarcerated sample in China: prediction for crime types in adulthood[J]. Children and youth services review, 2012, 34(8):1553-1559.

⑥ DODGE K A, BATES J E, PETTIT G S. Mechanisms in the cycle of violence[J]. Science, 1990, 250(4988):1678-1683.

心理机制的制约。班杜拉认为厌恶性诱因和奖赏性诱因可以诱发个体的侵犯行为。其中,厌恶性诱因产生的是一种泛化的情绪唤醒状态,属于个体的被动防卫性侵犯,如果个体对情绪唤醒的原因有合理的解释就不会发生侵犯行为,而如果个体对情绪唤醒习惯采取侵犯的态度和行为来解决,就会在刺激条件下发生侵犯行为。① 奖赏性诱因可以分为得到奖励和避免惩罚两种,属于主动性侵犯。如果侵犯行为的结果对个体越有奖赏性和吸引力,或者侵犯的结果可以使得个体避免某种惩罚或不想要的东西,那么个体对该结果的预期就越有侵犯诱发力,个体就越容易实施侵犯行为。② 另外,班杜拉还考察了侵犯行为的保持机制,他认为强化使得个体的侵犯行为保持下来。

近些年来,国内外有不少学者从社会学习理论出发,探究个体的侵犯行为,并提出了防控策略③④⑤,促进了该理论的发展。故意杀人行为对社会有很强的破坏力,而社会学习理论着重从观察学习、榜样示范和自我调节、替代强化内外的两个层面去探究个体的行为轨迹,对我们了解个体侵犯行为发生的原因和心理机制以及暴力犯罪行为的预防有重要的指导借鉴意义。

3.社会信息加工理论

20世纪五六十年代,随着认知心理学的兴起,人们开始关注个体行为发生的内部心理机制。社会信息加工理论以信息加工模型为基础来解释个体的行为,并提出了攻击行为的加工模式。在这些理论模式中,以道奇(Dodge)的模式最为完整。道奇的社会信息加工模型(social information processing models, SIP)认为,个体某一行为产生的认知加工过程可以分为6个阶段,分别为线索译码(输入情境中的信息,将其储存在短时记忆里)、线索解释和表征(对线索进行解释,由心理

① DAVITZ J R. The effects of previous training on postfrustration behavior[J]. The journal of abnormal and social psychology, 1952, 47(2S): 309.

② 张荣伟,林国耀,程利国.从社会学习理论看犯罪行为产生的心理机制[J].江西公安专科学校学报,2005(6):67-70.

③ GAGNON A. Extending social learning theory to explain victimization among gang and ex-gang offenders [J]. International journal of offender therapy and comparative criminology, 2018, 62(13): 4124-4141.

④ LUCAS K T. Cyber-bullying among college students: a test of social learning theory[D]. Indiana, PA: Indiana University of Pennsylvania, 2018.

⑤ 张慧玲,石一晶.社会学习理论视角下的中学女生校园暴力现象分析[J].教育理论与实践,2017,37(32):22-24.

表征储存在长时记忆里)、澄清目标或选择目标(澄清想要达到的可能目标,选择可能目标)、搜寻或者建构新反应(从长时记忆里搜寻或建构新行为)、评估和决定行为反应(对预定行为评估、做出反应)、启动行为(实施已决定选用的行为)。并且,一些心理学家认为个体内部还存在一个由过去经验(如社交知识)形成的认知结构,影响信息加工的每一个阶段,这样就会导致个体在进行译码和解释线索时选择与认知结构一致的线索。

个体从环境中输入信息需要按照上述 6 个阶段的顺序进行加工,否则就可能导致攻击行为的发生。近年来的一些研究发现,攻击性儿童对敌意性线索表现出有偏向的注意、对他人行为的解释存在归因偏见、在行为反应搜寻和问题解决策略上存在缺陷、对攻击行为的后果抱乐观的期待[1],如古兹(Gouze)的研究发现,具有攻击倾向的儿童会选择性地输入一些具有敌意的信息[2];道奇发现,儿童会因为误解善意的信息导致其攻击反应率的增加[3];斯皮瓦克(Spivak)和舒尔(Shure)开展了对儿童在反应搜寻或者建构新反应方面的研究,结果发现与一般儿童相比,攻击性儿童通常缺乏或者无法构想出可用来解决问题的反应[4];博尔迪扎尔(Boldizar)等的研究发现,攻击性儿童和青少年会赋予攻击行为相当程度的加权比重,并且认为过多的利他行为会带来负面结果[5]。

对于杀人的心理机制,道奇认为这是由于个体在早年暴力环境中形成了社会信息加工偏差的缺陷模式,并从早期习得的攻击行为中获得了回报进而形成敌意图式结构,这样个体就会很容易对别人的行为进行敌意归因,导致其杀人极端行为的发生。另外,该理论可以预测个体未来家庭环境中的攻击行为,解释夫妻间的暴力或者亲子间的暴力攻击行为的代际传递效应,却不能解释遭受攻击的代际

---

① 陈凤梅,陈建超.从社会信息加工模型看儿童的攻击性[J].新疆石油教育学院学报,2005(1):126-128.

① 陈凤梅,陈建超.从社会信息加工模型看儿童的攻击性[J].新疆石油教育学院学报,2005(1):126-128.

② GOUZE K R. Attention and social problem solving as correlates of aggression in preschool males[J]. Journal of abnormal child psychology, 1987, 15(2): 181-197.

③ DODGE K A, MURPHY R R, BUCHSBAUM K. The assessment of intention-cue detection skills in children: Implications for developmental psychopathology[J]. Child development, 1984,55(1): 163-173.

④ SPIVAK G, SHURE M B. Social adjustment of young children: a cognitive approach to solving real-life problems[M]. San Franciso: Jossey-Bass, 1974.

⑤ BOLDIZAR J P, PERRY D G, PERRY, L C. Outcome values and aggression[J]. Child development, 1989,60(3): 571-579.

传递①。

社会信息加工理论将个体攻击行为的分析重点放在个体的内部心理加工进程上,在有关个体攻击行为方面的理论研究和实证研究都取得了较大进展,然而该理论还存在一定的局限性,如社会信息加工模型形成的来源仍需进一步探讨,个体的年龄、性别和攻击行为的社会信息加工模型的关系也值得研究,以及可以把情绪和认知的作用结合起来考察个体的攻击行为。

(三)生物学理论

从生物学的角度研究犯罪的心理机制以及暴力、攻击行为的历史由来已久,希波克拉底就曾经从脑部病变的角度去寻找导致个体异常行为以及攻击行为的缘故;意大利犯罪学家、精神病学家切萨雷·龙勃罗梭(Cesare Lombroso)对罪犯的尸体进行病理解剖研究,企图从罪犯身上找到一些异常的特征来说明遗传对犯罪的影响。20世纪后半期,随着生物学、医学的迅速发展,犯罪生物学的研究有了新的发展,有研究者提出了影响犯罪的生物学理论,具体如下。

1.神经遗传学理论

该理论主要从染色体的角度探究个体的犯罪行为,认为人的染色体数量异常是导致犯罪行为,特别是暴力和性犯罪发生的重要原因之一。染色体是遗传的主要物质基础,其中X染色体是女性性染色体,Y染色体是男性性染色体。正常情况下,人类拥有23对染色体,其中22对常染色体,1对性染色体(X、Y)。男性性染色体是XY,女性性染色体是XX,其中Y决定着男性的性特征。但是,部分个体会多出一个Y,出现性染色体异常(XYY型或XXY型)的情况。XXY型性染色体异常(Klinefelter,克氏综合征)较为普遍,在650名男性中发生1例,而XYY型性染色体异常在1000名男性中发生1例。② 一些研究者将染色体为XYY型的

① DODGE K A, BATES J E, PETTIT G S. Mechanisms in the cycle of violence[J]. Science, 1990, 250 (4988):1678-1683.

② NIELSEN J, WOHLERT M. Chromosome abnormalities found among 34 910 newborn children: results from a 13-year incidence study in Århus, Denmark[J]. Human genetics, 1991, 87(1):81-83.

人称为超级男性，认为他们一般身材高大、腿长①，具有攻击性，容易发生暴力和性方面的犯罪②。

20世纪50年代后期，研究者开始进行染色体异常与犯罪之间关系的研究，其中最先研究的就是XYY型的男性性染色体异常。1961年，桑德伯格（Sandberg）等偶然发现并验证了XYY型性染色体的存在③。雅各布斯（Jacobs）等通过对苏格兰某医院的男性进行研究发现，有相当数量的男性具有47,XYY染色体组型，因此该性染色体的存在不能合理地归因为偶然性。他们还发现，在一般的临床检查中，这些男性并没有表现出一致的身体异常，也没有证据表明其性发育受损。④ 一项同样重要的发现是，这些男性的平均身高要比XY男性高15厘米，并且差异具有显著性。⑤ 凯西（Casey）等的研究发现，XYY男性在犯罪人员中占有很高的比例。⑥ 雅各布斯等的调查发现，在犯罪人员中，XYY性染色体异常者的比例相当高，并且其初次犯罪的年龄也要比一般罪犯的年龄小。⑦ 最后，普赖斯（Price）和沃特莫尔（Whatmore）的研究提出了有力的证据，证明这些男性的行为障碍主要是由他们的异常基因型决定的。⑧⑨ 英、美等国的一些人类遗传学家对收容所的男性犯罪者进行了染色体检查，结果发现XYY型男子在收容所里

① OTTESEN A M, AKSGLAEDE L, GARN I, et al. Increased number of sex chromosomes affects height in a nonlinear fashion: a study of 305 patients with sex chromosome aneuploidy[J]. American journal of medical genetics Part A, 2010, 152(5): 1206-1212.

② 刘广三."染色体异常"与犯罪学研究[M]//中国犯罪学研究会第十六届学术研讨会论文集（下册）.北京：人民检察出版社,2007:500-507.

③ SANDBERG A A, KOEPF G F, ISHIHARA T, et al. An XYY human male[J]. The lancet,1961,278 (7200): 488-489.

④ PRICE W H, STRONG J A, WHATMORE P B, et al. Criminal patients with XYY sex-chromosome complement[J]. The lancet, 1966, 1(7437): 565-566.

⑤ BROWN W M. Males with an XYY sex chromosome complement[J]. Journal of medical genetics, 1968, 5(4): 341.

⑥ CASEY M D, SEGALL L J, STREET D R K, et al. Sex chromosome abnormalities in two state hospitals for patients requiring special security[J]. Nature, 1966, 209(5023): 641-642.

⑦ JACOBS P A, BRUNTON M, MELVILLE M M, et al. Aggressive behaviour, mental sub-normality and the XYY male[J]. Nature, 1965, 208(5017): 1351-1352.

⑧ PRICE W H, WHATMORE P B. Behaviour disorders and pattern of crime among XYY males identified at a maximum security hospital[J]. British medical journal, 1967, 1(5539): 533.

⑨ PRICE W H, WHATMORE P B. Criminal behaviour and the XYY male[J]. Nature, 1967, 213(5078): 815-815.

的比例为 4%~20%，是正常人群中发生率的 4~20 倍。[①]

然而，目前该学说还存在很大的争议。尽管一些研究者认为多出一个 Y 染色体使得男性更具有暴力倾向[②]，却也有一些研究者认为并没有充分的证据证明 47，XYY 染色体组型男性比正常染色体的男性更具有暴力倾向，如威特金（Witkin）等对丹麦哥本哈根出生于 1944—1947 年的 4 139 名男性进行了染色体检查，结果发现 12 名 XYY 男性和 16 名 XXY 男性，分别代表了 2.9/1000 和 3.9/1000 的流行率。[③] 刑事登记记录显示，在 XYY 男性中有 41.7% 的人有犯罪记录，在 XXY 男性中有 18.8% 的人有犯罪记录，在性染色体非异常的男性中 9.3% 的人有犯罪记录，其中 XYY 男性的犯罪主要是轻微犯罪和非暴力犯罪。如果只比较那些有犯罪前科的人，那么 XYY 男性和 XY 男性在涉及对人实施暴力犯罪的案件中所占的比例也非常相似（分别为 20.0% 和 19.4%），因而这些数据没有提供任何证据表明 XYY 男性比 XY 男性更有可能犯下暴力罪行。近些年来的一些研究证据显示，Y 染色体异常的个体的暴力性更像是智力低下的表现，并非男性特征过度导致。科代罗（Cordeiro）等认为多出一个 Y 染色体，使得男性出现发育迟缓、语言障碍、社交情绪障碍和认知障碍的风险都增加了。[④] 博阿达（Boada）等的研究发现，XYY 型和 XXY 型的个体的认知能力一般在中等到中等偏上水平，视觉感知能力强，语言能力弱[⑤]；科代罗等的实证研究发现，患有 XYY 的儿童和青少年对社会交往感兴趣，并受到社会交往的激励，然而，他们在社会认知、社交沟通和自闭症行为方面的缺陷更容易导致他们的整体社会困难[⑥]。

① 李欣. 暴力犯罪心理成因及防治研究[D]. 长春：吉林大学，2014.

② JACOBS P A, BRUNTON M, MELVILLE M M, et al. Aggressive behaviour, mental sub-normality and the XYY male[J]. Nature, 1965, 208(5017)：1351-1352.

③ WITKIN H A, MEDNICK S A, SCHULSINGE R F, et al. Criminality in XYY and XXY men[J]. Science, 1976, 193(4253)：547-555.

④ CORDEIRO L, TARTAGLIA N, ROELTGEN D, et al. Social deficits in male children and adolescents with sex chromosome aneuploidy：a comparison of XXY, XYY, and XXYY syndromes[J]. Research in developmental disabilities, 2012, 33(4)：1254-1263.

⑤ BOADA R, JANUSZ J, HUTAFF-LEE C, et al. The cognitive phenotype in Klinefelter syndrome：a review of the literature including genetic and hormonal factors[J]. Developmental disabilities research reviews, 2009, 15(4)：284-294.

⑥ CORDEIRO L, TARTAGLIA N, ROELTGEN D, et al. Social deficits in male children and adolescents with sex chromosome aneuploidy：a comparison of XXY, XYY, and XXYY syndromes[J]. Research in developmental disabilities, 2012, 33(4)：1254-1263.

总的来说,染色体异常理论为我们研究个体的暴力、攻击行为提供了一个新的视角,为解释一部分人暴力犯罪的心理机制提供了借鉴。当然,如果这些风险最终被证明是实质性的,那么只有在婴儿期和幼儿期通过适当培训而采取预防措施才有效。[①] 不过该理论无法区分基因和外部环境对犯罪行为的影响,也不能很好地解释生理染色体正常者的暴力和攻击行为。

·典型案例·

美国芝加哥8名护理专业女学生被杀案

1966年,美国芝加哥发生了一起8名护理专业女学生被杀案件。24岁的凶手理查德·斯佩克(Richard Speck)在7月14日晚上11:00带着刀和枪闯入芝加哥某学院护理专业的一间女学生宿舍,用绳子和床单布条将8名护士学生绑起来并堵住她们的嘴,最后将她们一个接一个地残忍杀害。被捕后他声称案发当晚因为酒精与毒品关系没有了记忆,但在科拉(Corazon Amurao,案发当晚一直躲在床底下逃过一劫)的指证下,斯佩克最终被法院判处1 200年监禁。1991年12月5日,斯佩克在狱中死于心脏病。对斯佩克的尸检发现,其为典型的XYY染色体异常患者。

2.神经生物学相关理论

(1)内分泌激素理论

该理论认为内分泌失调能够引发犯罪,研究者在研究中尤其关注雄激素(主要指睾酮)与暴力犯罪之间的关系。[②] 由于男性、青壮年容易实施暴力攻击行为,而阉割和服用雌激素可以减少性犯罪的攻击行为,因而人们容易将睾酮与暴力攻击行为联系起来。不过,目前关于睾酮与暴力攻击行为之间的研究结果是不一致的。奥维斯(Olweus)等测量了58名16岁的正常瑞典青少年的血浆睾酮水平,并利用量表评估他们的攻击性、挫折耐受力等,结果发现血浆睾酮水平与身体和言

---

① BROWN W M. Males with an XYY sex chromosome complement[J]. Journal of medical genetics, 1968, 5(4):341.

② 李欣. 暴力犯罪心理成因及防治研究[D]. 长春:吉林大学, 2014.

语攻击的自我报告之间存在显著关联，主要表现在对挑衅和威胁的反应。[1] 波普（Pope）等对 56 名 20~50 岁的正常男性进行分别服用睾酮 6 周、安慰剂 6 周、不予治疗 6 周的实验，结果发现药物治疗后实验者的躁狂症状评分显著提高，不过药物效应在个体间并不一致：在药物治疗组中，大多数表现出很少的心理变化（42 名，占 84%），而少数表现出显著的效果（6 名，占 12%，轻度低躁狂；2 名，占 4%，明显低躁狂）。[2]

国外一些学者的研究发现，在许多动物物种中，睾酮水平的自然升高和实验升高与攻击性行为的发生呈正相关，特别是当其地位等级不稳定时。[3] 动物研究表明，芳香化酶能将睾酮转化为雌二醇，这可能部分由于雌二醇对中脑多巴胺系统的影响[4]，睾酮通过调节下丘脑中的升压素系统促进攻击行为发生。不过，也有学者的研究发现，攻击型雌性蜥蜴的雌激素、孕激素水平升高，睾酮水平却降低，攻击型雌性蜥蜴的孕激素增长更显著；非攻击型雌性蜥蜴睾酮水平存在轻度升高，而雌激素水平明显低于攻击型雌性蜥蜴。[5] 而人类较高的睾酮水平与男性和女性的攻击性、社会优势和对地位威胁的过度反应有关。[6][7] 睾酮增强杏仁核对社会威胁线索（愤怒面孔）的反应性，这可能是攻击性动机的标志。[8] 另外，也有学者的研究发现，精神障碍包括冲动攻击的症状，如反社会人格障碍和边缘型

---

① OLWEUS D, MATTSSON Å, SCHALLING D, et al. Testosterone, aggression, physical, and personality dimensions in normal adolescent males[J]. Psychosomatic medicine, 1980,42(2):253-269.

② POPE H G, KOURI E M, HUDSON J I. Effects of supraphysiologic doses of testosterone on mood and aggression in normal men: a randomized controlled trial[J]. Archives of general psychiatry, 2000, 57(2): 133-140.

③ GIAMMANCO M, TABACCHI G, GIAMMANCO S, et al. Testosterone and aggressiveness[J]. Medical science monitor, 2005, 11(4): RA136-145.

④ MARSH K E, CREUTZ L M, HAWKINS, M. B, et al. Aromatase immunoreactivity in the bluehead wrasse brain, thalassoma bifasciatum: immunolocalization and co-regionalization with arginine vasotocin and tyrosine hydroxylase[J]. Brain research, 2006, 1126(1): 91-101.

⑤ RUBENSTEIN D R, WIKELSKI M. Steroid hormones and aggression in female Galapagos marine iguanas [J]. Hormones and behavior, 2005, 48(3): 329-341.

⑥ MEHTA P H, JONES A C, JOSEPHS R A. The social endocrinology of dominance: basal testosterone predicts cortisol changes and behavior following victory and defeat[J]. Journal of personality and social psychology, 2008, 94(6): 1078.

⑦ VAN HONK J, JLG SCHUTTER D. Testosterone reduces conscious detection of signals serving social correction: implications for antisocial behavior[J]. Psychological science, 2007, 18(8): 663-667.

⑧ VAN WINGEN G A, ZYLICZ S A, PIETERS S, et al. Testosterone increases amygdala reactivity in middle-aged women to a young adulthood level[J]. Neuropsychopharmacology, 2009, 34(3): 539.

人格障碍,也与高水平的睾酮有关。① 总的来说,有证据表明男性和女性体内较高的睾酮水平与对社会挑衅的攻击性反应有关。② 梅塔(Mehta)和比尔(Beer)的研究综合了行为内分泌学和认知神经科学的方法,利用最后通牒游戏范式,验证了睾酮通过眶额皮质(OFC,涉及自我调节和冲动控制的区域)影响攻击性的假设,即睾酮可能影响内侧眶额皮质中5-羟色胺的功能,从而降低内侧眶额皮质的活性来影响攻击性。② 而男性的攻击行为与5-羟色胺的功能异常的相关程度比女性高,可能与性激素5-羟色胺的调节有关。③

除了睾酮,研究发现皮质醇激素、精氨酸血管升压素(AVP)、去甲肾上腺素、肾上腺素等激素也与个体的攻击行为有关,如什特克里夫(Shirtcliff)等对724名青年的调查发现,仅对男性青年而言,在3年的行为评估中,外化问题行为水平越高,皮质醇水平越低④;于(Yu)等人采用放射免疫法测量了20名攻击性学生和20名非攻击性对照组学生的唾液中皮质醇、睾酮、催乳素和生长激素的水平,结果发现男性攻击性大学生唾液中皮质醇水平显著低于非攻击性大学生,并且多元线性回归分析表明唾液皮质醇水平是青少年男性攻击行为的独立预测因子,皮质醇水平越高,其攻击性越低⑤;费里斯(Ferris)等对几种啮齿动物的研究表明,精氨酸血管升压素通过血管升压素1a(vasopressin 1a,V1a)受体起作用,促进攻击性反应,而5-羟色胺通过5-羟色胺受体亚型(5-HT1B)起作用,抑制攻击性反应⑥;科卡罗(Coccaro)等的研究发现,人格障碍患者脑脊液中的精氨酸血管升压素水平

① RÄSÄNEN P, HAKKO H, VISUR I S, et al. Serum testosterone levels, mental disorders and criminal behaviour[J]. Acta psychiatrica Scandinavica, 1999, 99(5): 348-352.

② MEHTA P H, BEE R J. Neural mechanisms of the testosterone-aggression relation: the role of orbitofrontal cortex[J]. Journal of cognitive neuroscience, 2010, 22(10): 2357-2368.

③ 周朝昀,张晓斌,沙维伟. 攻击行为生物学基础研究现状[J]. 中国行为医学科学, 2005(5): 475-476.

④ SHIRTCLIFF E A, GRANGER D A, BOOTH A, et al. Low salivary cortisol levels and externalizing behavior problems in youth[J]. Development and psychopathology, 2005, 17(1): 167-184.

⑤ YU Yizhen, SHI Junxia. Relationship between levels of testosterone and cortisol in saliva and aggressive behaviors of adolescents[J]. Biomedical and environmental sciences, 2009, 22(1): 44-49.

⑥ FERRIS C F, MELLONI JR R H, KOPPEL G, et al. Vasopressin/serotonin interactions in the anterior hypothalamus control aggressive behavior in golden hamsters[J]. Journal of neuroscience, 1997, 17(11): 4331-4340.

与其攻击行为呈正相关[1];傅晓晴等对46例暴力罪犯的研究发现,男性暴力型罪犯表现为去甲肾上腺素、肾上腺素、甲状腺素分泌增多,睾酮向雌二醇转化增多的病理生理学改变[2]。

内分泌失调理论从医学上为我们提供了一个解释和治疗由于激素水平异常病变等原因引发的犯罪及攻击行为的新视角,让我们意识到在研究个体的犯罪成因时不仅要考虑心理和社会因素的影响,还要考虑个体生理因素的影响,为从医学上康复并消除暴力行为,减少犯罪与再犯罪提供了病理生理学依据。当然,该理论也存在明显的局限性,不能解释所有暴力犯罪的心理机制。

(2)物质缺乏与代谢异常理论

该理论认为,个体的攻击行为可能与其体内营养物质水平及各种微量元素含量和平衡存在密切的联系。[3] 这些因素主要包括低血糖、低胆固醇、低蛋白质、铁和锌的缺乏等。[4][5][6]

在动物研究中,有报道称在雄性大鼠出生后早期以低蛋白饮食喂养,它们在配对互动中会表现出更多的攻击行为。[7] 在人类研究中,第二次世界大战结束后,由于战时德国封锁荷兰的食物导致孕妇挨饿,荷兰的男性后代成年后患反社会人格障碍的概率是对照组的2.5倍。[8] 相关动物研究发现,降低猴子饮食中的

---

① COCCARO E F, KAVOUSSI R J, HAUGER R L, et al. Cerebrospinal fluid vasopressin levels: correlates with aggression and serotonin function in personality-disordered subjects[J]. Archives of general psychiatry, 1998, 55(8): 708-714.

② 傅晓晴, 白平, 郑玉聪, 等. 男性暴力行为人群神经内分泌变化与社会学、心理学的关系[J]. 中国临床康复, 2004(6): 1088-1090.

③ RUTTER M, GILLER H, HAGGEL A. Antisocial behavior by young people: a major new review[M]. Cambridge, Eng: Cambridge University Press, 1998.

④ BREAKEY J. The role of diet and behaviour in childhood[J]. Journal of paediatrics and child health, 1997, 33(3): 190-194.

⑤ FISHBEIN D, PEASE S E. Diet, nutrition, and aggression[J]. Journal of offender rehabilitation, 1994, 21(3-4): 117-144.

⑥ LIU J. Concept analysis: aggression[J]. Issues in mental health nursing, 2004, 25(7): 693-714.

⑦ TIKAL K, BENEŠOVÁ O, FRAŇKOVÁ S. The effect of pyrithioxine and pyridoxine on individual behavior, social interactions, and learning in rats malnourished in early postnatal life[J]. Psychopharmacologia, 1976, 46(3): 325-332.

⑧ NEUGEBAUER R, HOEK H W, SUSSER E. Prenatal exposure to wartime famine and development of antisocial personality disorder in early adulthood[J]. The journal of American medical association, 1999, 282(5): 455-462.

胆固醇含量会导致其攻击行为的增加。① 关于人类的研究表明，降低个体的胆固醇水平可能会增加个体暴力行为的风险②，并且低胆固醇水平与精神病人③、刑事罪犯④的暴力行为相关，原因可能在于低胆固醇会影响 5-羟色胺的功能⑤。

国外一些学者的研究将铁缺乏与认知和行为问题联系起来，例如：罗森（Rosen）等的研究发现攻击性和行为障碍的儿童存在铁缺乏⑥；塞弗（Sever）等通过一系列的临床试验发现，患有注意缺陷多动障碍的铁缺乏儿童在补铁治疗后认知和行为均有改善⑦。研究还发现，锌缺乏可能与个体表现出攻击性和暴力行为有关。⑧ 动物实验发现，剥夺孕期母鼠锌的摄入，其子代明显具有攻击行为⑨；人类研究发现，母亲妊娠期锌缺乏与后代的多动症有关⑩，原因可能在于锌是神经递质代谢相关的重要影响因素，它可能间接影响多巴胺的代谢进而影响行为⑪。

人体内的营养物质水平及各种微量元素含量会影响个体的攻击行为，可能的原因是早期的营养不良会影响个体大脑的生长发育，而大脑损伤通过影响个体的

① KAPLAN J R, SHIVELY C A, FONTENOT M B, et al. Demonstration of an association among dietary cholesterol, central serotonergic activity, and social behavior in monkeys[J]. Psychosomatic medicine, 1994, 56(6): 479-484.

② ALVAREZ J C, CREMNITER D, GLUCK N, et al. Low serum cholesterol in violent but not in non-violent suicide attempters[J]. Psychiatry research, 2000, 95(2): 103-108.

③ GOLOMB B A. Cholesterol and violence: is there a connection? [J]. Annals of internal medicine, 1998, 128(6): 478-487.

④ GRAY R F, CORRIGAN F M, STRATHDEE A, et al. Cholesterol metabolism and violence: a study of individuals convicted of violent crimes[J]. Neuroreport, 1993, 4(6): 754-756.

⑤ LIU J, WUERKER A. Biosocial bases of aggressive and violent behavior—implications for nursing studies[J]. International journal of nursing studies, 2005, 42(2): 229-241.

⑥ ROSEN G M, DEINARD A S, SCHWARTZ S, et al. Iron deficiency among incarcerated juvenile delinquents[J]. Journal of adolescent health care, 1985, 6(6): 419-423.

⑦ SEVER Y, ASHKENAZI A, TYANO S, et al. Iron treatment in children with attention deficit hyperactivity disorder[J]. Neuropsychobiology, 1997, 35(4): 178-180.

⑧ WATTS D L. Trace elements and neuropsychological problems as reflected in tissue mineral analysis (TMA) patterns[J]. Journal of orthomolecular medicine, 1990, 5(3): 159-166.

⑨ HALAS E S, REYNOLDS G M, SANDSTEAD H H. Intra-uterine nutrition and its effects on aggression[J]. Physiology & behavior, 1977, 19(5): 653-661.

⑩ BROPHY M H. Zinc and childhood hyperactivity[J]. Biological psychiatry, 1986, 21(7): 704-705.

⑪ ARNOLD L E, PINKHAM S M, VOTOLATO N. Does zinc moderate essential fatty acid and amphetamine treatment of attention-deficit/hyperactivity disorder? [J]. Journal of child and adolescent psychopharmacology, 2000, 10(2): 111-117.

认知功能导致其易发生反社会和暴力行为。①

在当前经济社会的迅速发展为我们带来各种便利的同时,我们也不得不面对越来越严峻的环境污染问题。环境污染使得异常化学物质进入人体,导致个体正常的物质代谢发生改变,进而影响其情绪和行为表现。暴力攻击行为涉及生物因素,如神经生物学、遗传、激素、营养、大脑化学变化等,然而生物因素本身并不能决定个体攻击行为的发展,因为个体的社会环境因素是神经生物学过程和行为的强大调节器。也就是说,个体的暴力攻击行为是生物对外部和内部刺激进行调节的结果。② 虽然物质缺乏与代谢异常理论为我们提供了非常新颖并且具有现实意义的研究暴力犯罪原因的课题,不过目前相关研究成果还有许多不成熟的地方,需要进一步的实证研究和验证。

(四)生物心理社会理论

该理论认为个体的暴力行为是由生物、心理、社会因素共同作用造成的。雷恩(Raine)在一篇综述性文章中,提出了暴力行为的一个简单的生物社会模型,该模型强调了遗传和环境过程在产生社会和生物危险因素方面的关键影响,这些危险因素分别且交互地影响个体的反社会行为(暴力行为)。③ 另外,该模型还结合了社会和生物保护因素对暴力行为的影响。雷恩的研究发现,当生物功能和社会因素是分组变量,而反社会行为是结果变量时,这两种危险因素的存在会成倍地增加反社会行为的发生率;当社会因素和反社会行为为分组变量,生物功能为结果变量时,那么社会因素必然会调节反社会行为和生物功能这两个变量之间的关系,使得这些关系在那些有着良好家庭背景的人当中最为牢固。② 虽然这个模型过于简单,但是它确实为我们提供了一个从生物和社会角度研究暴力行为的框架。

2005 年,刘(Liu)和维克尔(Wuerker)在原有的暴力行为的生物社会模型的

---

① LIU J, RAINE A, VENABLES P H, et al. Malnutrition at age 3 years and externalizing behavior problems at ages 8, 11, and 17 years[J]. American journal of psychiatry, 2004, 161(11): 2005-2013.

② LIU J. Concept analysis: aggression[J]. Issues in mental health nursing, 2004, 25(7): 693-714.

③ RAINE A. Biosocial studies of antisocial and violent behavior in children and adults: a review[J]. Journal of abnormal child psychology, 2002,30(4): 311-326.

基础上,提出了攻击性和暴力行为生物心理社会模型的修正模型。[①] 在该模型中,心理、社会因素和生物因素是预测变量,而攻击性和暴力行为是结果变量。该模型主要包括3部分:(1)攻击性和暴力行为可以直接由心理、社会因素和生物因素产生或发展而来;生物危险因素与心理、社会危险因素之间存在着相互影响的关系。比如,怀孕期间接触酒精和药物往往被视为一种心理、社会危险因素,但也可能是遗传或生物特征使某些人容易受到酒精和药物滥用或成瘾的影响。(2)解释预测变量和结果变量之间关系的中介过程。刘等人的研究发现,儿童3岁时的营养不良与8岁、11岁和17岁时候外化行为问题得分的增加有关,而认知能力在营养不良与外化行为的关系之间起着中介作用。[②] (3)可能破坏或增强交互作用关系的调节过程。霍金斯(Hodgins)等的研究发现,妊娠并发症和养育不当的相互作用增加了暴力和非暴力侵犯的风险。[③] 刘和维克尔依据护理研究和实践,在提出攻击性和暴力行为领域的概念模型后,还利用具体的生物危险因素和心理、社会危险因素表示上述模型的可操作性。[④] 其中,生物危险因素包括怀孕、出生并发症,胎儿接触尼古丁、酒精、药物,低胆固醇,营养不良,铅锰接触,头部损伤,脑功能障碍,低血清素,低皮质醇,高睾酮;心理、社会危险因素包括虐待儿童,家庭暴力,少女怀孕,缺乏教养,社会学习、模仿,校园欺凌,影视上的暴力。

---

① LIU J, WUERKER A. Biosocial bases of aggressive and violent behavior—implications for nursing studies [J]. International journal of nursing studies, 2005, 42(2): 229-241.

② LIU J, RAINE A, VENABLES P H, et al. Malnutrition at age 3 years and externalizing behavior problems at ages 8, 11, and 17 years[J]. American journal of psychiatry, 2004, 161(11): 2005-2013.

③ HODGINS S, KRATZER L, MCNEIL T F. Obstetric complications, parenting, and risk of criminal behavior[J]. Archives of general psychiatry, 2001, 58(8): 746-752.

④ LIU J, WUERKER A. Biosocial bases of aggressive and violent behavior—implications for nursing studies [J]. International journal of nursing studies, 2005, 42(2): 229-241.

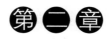

致命性心理危机的评估

有效评估是致命性心理危机干预的重要环节,对当事人是否存在致命性心理危机进行早期评估,有利于早干预、早治疗,有利于减少致命性行为的发生频次。本章第一节从问卷测验法、内隐测验法、临床评估法和大数据分析法4个方面系统介绍了自杀相关的风险评估,第二节从问卷测验法、内隐测验法和临床评估法3个方面介绍了故意杀人的相关风险评估工具。

第一节　自杀相关的风险评估

　　自杀风险评估的目的在于识别个体自杀的危险因素和保护因素,预测自杀风险,并对一些因素进行干预来降低自杀的风险。尽管目前对自杀危险因素的研究取得了较为丰硕的成果,然而对个体自杀风险的准确评估仍然是困难且复杂的。早期的自杀研究主要是从单一方面评估个体的自杀情况,如采用自杀意念问卷、自杀可能性量表。然而,使用单一问卷测量的方式可能会因为社会赞许性的影响,导致评估效度的降低。因此,随着自杀研究的深入,一些学者也在不断提出新的自杀评估理论。目前,关于自杀的评估主要有问卷测验法、内隐测验法、临床评估法和大数据分析法。下面,本书将对此进行概述。

一、问卷测验法

　　近三十年来,随着自杀问题研究的不断深入,国内外学者开发了各种自杀测量工具。除了采用单个题目直接询问被试者的自杀想法(如最近一周内,是否想要结束自己的生命),也可以通过信效度良好的问卷或量表对被试者的自杀态度、自杀意念、自杀可能性、自杀倾向、自杀行为等方面进行测量。常用的测量工具主要包括以下五种。

(一)自杀态度测量

　　1.自杀态度问卷(suicide attitude questionnaire, QSA)

　　自杀态度问卷由肖水源等于 1999 年编制(见附录 1),共 29 个题项,分为 4 个因子:对自杀行为性质的态度、对自杀者的态度、对自杀者家属的态度、对安乐死的态度。① 问卷采用 1~5 级计分法,计算各个因子的条目均分。最后得分 ≤2.5分是对自杀持肯定、理解和宽容的态度,在 2.5 分至 3.5 分之间是对自杀持 矛盾或者中立的态度,≥3.5 分是对自杀持否定、排斥、歧视的态度。

2.公众对自杀的态度量表(the scale of public attitudes about suicide, SPAS)

该量表(见附录 2)是由李献云、费立鹏等于 2011 年修订完成的②,共有 47 个 条目,包括 7 个分量表和 3 个自杀学基本知识条目。量表中的题目采用五点计分 法,即由 1("同意")到 5("不同意")。单独计算各个分量表的得分,得分越低则 表示受测者越同意该量表所述观点。7 个分量表为:自杀问题的社会重要性、预 防自杀的难度、自杀行为的自我不可控性、对自杀的歧视、对自杀的正性态度、 自杀行为可作为影响他人的工具、自杀未遂与自杀死亡的相似程度。其中,自杀 问题的社会重要性分量表的内部一致性和重测一致性偏低(内部一致性系数 α = 0.48, 重测一致性系数 ICC = 0.59);其他 6 个分量表的内部一致性系数 α 为 0.62 ~0.87,重测一致性系数 ICC 为 0.62~0.82。

(二)自杀意念测量

1.自杀意念量表(scale for suicide ideation, SSI)

SSI 由贝克等于 1979 年编制,最初被用来评估精神病人目前计划和希望自杀 的强度、持续时间和具体特征。③ 该量表主要由 19 个条目组成,包括主动自杀意 愿(10 个条目)、具体自杀计划(3 个条目)、被动自杀意愿(3 个条目)3 个因子。 另外 3 个条目不属于任何因子。每个条目有 3 个选项,采用 0~2 分的三点计分 法,量表总分范围在 0~38 分。得分越高,表明受测者的自杀风险越高。

---

① 肖水源,杨洪,董群惠,等.自杀态度问卷的编制及信度与效度研究(自杀系列研究之一)[J].中 国心理卫生杂志, 1999,13(4): 250-251.
② 李献云,费立鹏,牛雅娟,等.公众对自杀的态度量表的编制及在社区和大学学生中的应用[J]. 中国心理卫生杂志, 2011, 25(6): 468-475.
③ BECK A T, KOVACS M, WEISSMAN A. Assessment of suicidal intention: the scale for suicide ideation [J]. Journal of consulting and clinical psychology, 1979, 47(2): 343.

2.贝克自杀意念量表(Beck scale for suicide ideation, BSI)

BSI 是目前运用最为广泛的评估个体自杀意念的量表之一。[①] 该量表由 19 个条目组成,采用 0~2 分的三点计分法,总分为 0~38 分,主要用来评估个体的自杀意念和程度。BSI 主要由死亡意愿、自杀准备、主动自杀意念 3 个因子组成。前 5 个条目作为筛选条目,用于识别有自杀意念者。如果受测者有主动或者被动自杀意念则需要继续回答接下来的 14 个条目,如果没有则停止回答。量表得分越高,则代表受测者的自杀意念越强烈。

3.贝克自杀意念量表中文修订版(Beck scale for suicide ideation-Chinese version, BSI-CV)

该量表(见附录 3)由李献云等于 2010 年在贝克自杀意念量表的基础上翻译和修订而成。[②] BSI-CV 共包含 19 个条目(即 19 题),用来评估个体对于生命和死亡的想法以及自杀意念的严重程度。其中,前 5 题为筛选项,主要用来识别有自杀意念者:即只要在第 4 题(主动自杀想法)或第 5 题(被动自杀想法)选择"弱"或者"中等至强烈"的选项,则需要继续回答接下来的第 6~19 题;否则,结束此量表的测量。该量表采用 0~2 分的三点计分法,量表总分 0~38 分,但少数题目(第 6、7、11、13、19 题)增加了"无自杀想法"的选项(赋值 0)。得分越高则代表受测者的自杀意念越强烈,自杀风险也越高。另外,如果不需要调查第 6~19 题,则量表总分为前 5 题得分之和。李献云等通过实证研究发现,BSI-CV 在国内社区成年人群中应用的信效度较好,特别是对最消沉、最忧郁或自杀倾向最严重时的状况评分。

4.自杀意念自评量表(self-rating idea of suicide scale, SIOSS)

SIOSS 由夏朝云等于 2002 年编制[③](见附录 4)。该量表属于自评式量表,包括绝望因子、乐观因子、睡眠因子和掩饰因子 4 个因子共 26 个条目。每个条目均按照"是"或"否"进行回答计分,以绝望因子、乐观因子、睡眠因子三者的总分 ≥

---

① BECK A T, STEER R A, RANIERI W F. Scale for suicide ideation: psychometric properties of a self-report version[J]. Journal of clinical psychology, 1988, 44(4): 499-505.

② 李献云, 费立鹏, 童永胜, 等. Beck 自杀意念量表中文版在社区成年人群中应用的信效度[J]. 中国心理卫生杂志, 2010, 24(4): 250-255.

③ 夏朝云, 王东波, 吴素琴, 等. 自杀意念自评量表的初步制定[J]. 临床精神医学杂志, 2002, 12(2): 100-102.

12分作为筛选有自杀意念的量表临界值,以掩饰因子≥4分表明测量不可靠。实证研究发现,该量表在国内应用时具有较好的信效度①。

5.成人自杀意念问卷(adult suicide ideation questionnaire,ASIQ)

该量表是由雷诺兹(Reynolds)于1991年编制,是自评问卷,共由25个条目组成,每个条目采用0("从来没有这种想法")~6("几乎每天都有这种想法")分的七点计分法。② 该量表的分界得分为23分,得分<23分代表受测者没有自杀意念,得分≥23分代表受测者有自杀意念。该量表具有良好的信效度。

6.积极与消极自杀意念问卷(positive and negative suicide ideation inventory,PANSI)

该量表由奥斯曼(Osman)等于1998年开发,共有14个条目,分为积极意念(6个条目)和消极意念(8个条目)两个因子,用来评定过去两周内的自杀意念情况。③ 该问卷采用1("从未有过")~5("总是")分的五点计分法,适用于大学生、高中生、门诊病人等,信度和效度良好。

(三)自杀可能性测量

自杀可能性量表(suicide probability scale,SPS)是1982年由卡尔(Cull)和吉尔(Gill)提出的一个自评式问卷,主要用于评估个人的主观感受或者行为的发生频率。④ 问卷包含绝望感量表(12个条目)、自杀意念量表(8个条目)、消极自我评价量表(9个条目)、敌意量表(7个条目)4个分量表,共36个条目。采用1("没有或很少有时间")~4("大部分或全部的时间")分的四点计分法。评估分数有3种:总加权评分、T分数及概率分数。SPS总量表和各分量表的内部一致性

---

① 夏朝云,王东波,何旭东,等.自杀意念自评量表在大学生中的应用[J].中华精神科杂志,2007,40(2):94.

② REYNOLDS W M. Psychometric characteristics of the Adult Suicidal Ideation Questionnaire in college students[J]. Journal of personality assessment, 1991, 56(2):289-307.

③ OSMAN A, GUTIERREZ P M, KOPPER B A, et al. The positive and negative suicide ideation inventory: development and validation[J]. Psychological reports, 1998, 82(3):783-793.

④ CULL J G, GILL W S. Suicide probability scale(SPS) manual[M]. Los Angeles: Western Psychology Services, 1982.

程度较高,并且 SPS 能很好地区分有自杀企图的儿童、精神病儿童和正常儿童。①

(四)自杀倾向测量

多重态度自杀倾向量表(multiple attitude suicidal tendency scale,MAST)由奥巴赫(Orbach)等于 1991 年编制,用来测量与自杀倾向有关的 4 种态度,即对生命的吸引、对生命的排斥、对死亡的吸引、对死亡的排斥。② MAST 共有 30 个条目,采用五点计分法,其中 1 代表"我强烈同意",5 代表"我强烈反对"。实证研究发现,该量表具有良好的信效度。③

(五)自杀行为测量

1981 年,莱恩汉(Linehan)和尼尔森(Nielsen)编制了自杀行为问卷(suicidal behavior questionnaire,SBQ),用来评估受测者的自杀行为。④ 该问卷有 14 个条目。除了第一题询问"在你一生中你曾经想过或尝试过自杀吗",在该问卷中受测者还需要完成与自杀意念频率相关的条目(1 = "从不",5 = "经常")、自杀性威胁条目(1 = "从未告诉某人",3 = "是的,超过一段时期")、未来尝试的可能性条目(1 = "完全没有机会",5 = "非常有可能")。后来,有研究者对此进行了修订,提出了自杀行为问卷的修订版(SBQ-R)。⑤ SBQ-R 共有 4 个条目,分别评估个体既往自杀意念、自杀计划与自杀行为,最近一年内的自杀意念情况、自杀威胁性、未来自杀的可能性。该量表总分为 3~18 分,总分越高,则表示受测者的自杀风

---

① 梁瑛楠,杨丽珠.自杀可能性量表的信效度研究[J].中国健康心理学杂志,2010,18(2):225-227.

② ORBACH I, MILSTEIN I, HAR-EVEN D, et al. A multi-attitude suicide tendency scale for adolescents [J]. Psychological assessment: a journal of consulting and clinical psychology, 1991, 3(3): 398.

③ OSMAN A, BARRIOS F X, GRITTMANN L R, et al. The multi-attitude suicide tendency scale: psychometric characteristics in an american sample[J]. Journal of clinical psychology, 1993, 49(5): 701-708.

④ LINEHAN M M, NIELSEN S L. Suicidal behaviors questionnaire[Z]. Unpublished inventory, Seattle: University of Washington, 1981.

⑤ OSMAN A, BAGGE C L, GUTIERREZ P M, et al. The suicidal behaviors questionnaire-revised (SBQ-R): validation with clinical and nonclinical samples[J]. Assessment, 2001, 8(4): 443-454.

险越高。目前,SBQ-R 的中文版已在中国大学生中进行了测试,研究发现其具有可靠的信效度。[1][2]

二、内隐测验法

由于采用外显问卷测量个体的自杀行为容易受社会赞许的影响,因而有研究者提出采取内隐测量的方式进行研究。内隐测量方式具有间接性和隐蔽性[3],可以敏感、准确地测量受试者的内隐社会态度等内隐建构[4]。目前,研究者多采用内隐联想测验(implicit association test, IAT)、简式内隐联想测验(brief implicit association test, BIAT)、单类内隐联想测验(single category implicit association test, SC-IAT)和 GO/NO-GO 联想测验任务(go/no-go association task, GNAT)来了解个体的内隐自杀态度或者内隐自杀意念。

李欢欢等的研究考察了孤独感高低分组的大学生在内隐自杀联想测验(implicit suicide association test, ISAT)上得分的差异,结果发现高孤独感得分者 ISAT 中的 IAT 效应明显高于低孤独感得分者。[5] 杨协成等采用 IAT 测量了大学生自杀意念的内隐认知,结果发现有自杀意念的大学生较无自杀意念的大学生在内隐态度上对自杀类词语更敏感。[6] 蒋怀滨等采用 BIAT 测量了大学生的内隐自杀态度,结果发现大学生的内隐自杀态度是消极的。[7] 徐雪和贾树华采用 GNAT 测量了大学生内隐自杀态度与抑郁的关系,结果发现抑郁组和正常组大学生的内

① ZHAO J, YANG X, XIAO R, et al. Belief system, meaningfulness, and psychopathology associated with suicidality among Chinese college students: a cross-sectional survey[J]. BMC public health, 2012, 12(1): 668.

② 邝立平, 冯现刚. 大学生情绪调节策略在非适应完美主义与自杀风险关系中的调节作用[J]. 中国心理卫生杂志, 2017, 31(11): 885-889.

③ BOSSON J K, SWANN JR W B, PENNEBAKER J W. Stalking the perfect measure of implicit self-esteem: the blind men and the elephant revisited? [J]. Journal of personality and social psychology, 2000, 79(4): 631.

④ WILSON T D, LINDSEY S, SCHOOLER T Y. A model of dual attitudes[J]. Psychological review, 2000, 107(1):101.

⑤ 李欢欢, 骆晓君, 王湘. 大学生的孤独感与自杀意念的关系:来自内隐和外显测量的证据[J]. 中国临床心理学杂志, 2012, 20(6): 805-808.

⑥ 杨协成, 杨铖, 侯金学. 对大学生自杀意念的内隐认知实验研究[J]. 江西青年职业学院学报, 2009, 19(3): 13-15.

⑦ 蒋怀滨, 林良章, 张斌, 等. 大学生自杀态度的内隐试验研究[J]. 中华行为医学与脑科学杂志, 2013, 22(10):929-931.

隐自杀态度无差异。① 寇毛蕊等的研究则发现 IAT、BIAT、SC-IAT 和 GNAT 均可以用于测量大学新生的内隐自杀意念。②

目前,关于自杀的内隐和外显测量的关系(一致还是分离)还没有一致的结论。内隐—外显态度同一论的观点认为,内隐态度和外显态度测量的是同一个心理结构,不过内隐态度测量的是"真实的"态度,而外显态度则是"真实的"态度受到一些因素干扰后的不真实表现。③ 该理论得到了一些研究的支持。④ 不过,也有学者的研究发现,内隐和外显自杀态度之间没有显著的相关关系,二者是分离的。⑤⑥ 威尔逊(Wilson)等提出了双重态度模型,认为内隐态度和外显态度在记忆系统中的并存是对同一现象存在的两种不同态度。内隐态度影响着个体即时性或内隐反应,个体无法对其进行有效的控制或者并不试图去加以控制,其活动不需要心理能量与动机;外显态度则影响着个体深思熟虑后的或外显的行为,个体可以对其施加必要的控制,因而需要较多的心理能量和动机去检索。⑦

下面以《内隐联想测验、简式内隐测验、单类内隐测验测评大学新生自杀意念的效果》这篇文章为例⑧,简要说明不同内隐测验法测量自杀意念的差异。

该研究从广西大学 2016 级全体新生($n=6\,951$)中选取 261 名学生施测,最后获得有效数据 240 份。外显自杀意念的测量主要利用 90 项症状清单(symptom checklist 90, SCL-90)中的条目 15 和大学生人格问卷(university personality inventory, UPI)中的条目 25 的得分评估。内隐自杀意念的测量主要采用 IAT、

① 徐雪,贾树华.大学生内隐、外显自杀态度与抑郁的关系[J].中国健康心理学杂志,2010,18(11):1373-1374.

② 寇毛蕊,冯志远,郭晶莹,等.大学新生内隐自杀意念与外显自杀意念的关系[J].现代预防医学,2018,45(18):3376,3379,3385.

③ NOCK M K, PARK J M, FINN C T, et al. Measuring the suicidal mind:implicit cognition predicts suicidal behavior[J]. Psychological science, 2010, 21(4):511-517.

④ 李欢欢,骆晓君,王湘.大学生的孤独感与自杀意念的关系:来自内隐和外显测量的证据[J].中国临床心理学杂志,2012,20(6):805-808.

⑤ 徐雪,贾树华.大学生内隐、外显自杀态度与抑郁的关系[J].中国健康心理学杂志,2010,18(11):1373-1374.

⑥ 蒋怀滨,林良章,张斌,等.大学生自杀态度的内隐试验研究[J].中华行为医学与脑科学杂志,2013,22(10):929-931.

⑦ WILSON T D, LINDSEY S, SCHOOLER T Y. A model of dual attitudes[J]. Psychological review,2000,107(1):101.

⑧ 郭晶莹,冯志远,杨新国,等.内隐联想测验、简式内隐测验、单类内隐测验测评大学新生自杀意念的效果[J].中国心理卫生杂志,2018,32(12):1034-1039.

BIAT、SC-IAT 3 种实验范式,以指标值(D 值)为内隐自杀意念的指标值。研究选取的目标概念词包括自我词(我、我们、俺、我的、自己)和他人词(他、他们、他的、其他、他人),属性词包括生命词(活着、生活、生长、欢笑、成长)和死亡词(死亡、自杀、去世、自尽、死去)。通过电脑施测,获取实验数据,之后按照 IAT 数据处理的标准方法对数据进行处理,得到内隐自杀意念的效应指标值(D 值)。

研究结果发现,根据 IAT 和 BIAT、BIAT 和 SC-IAT 两组实验的均值差,IAT 实验组的结果具有较高的数据敏感性,IAT 更适合用于测量大学新生内隐自杀意念。由内隐测量结果与外显测量结果的相关分析可知,3 个测验组的内隐和外显不存在相关性。内隐自杀意念和外显自杀意念属于不同的建构,二者互相分离。研究者认为在外显测量的基础上,再用内隐测验可以更为详细地了解大学新生的自杀意念,从而及时干预,尽早实施有效的措施,有助于维护大学新生的心理安全。

三、临床评估法

关于自杀的临床评估,主要包括专门的临床评估工具以及临床访谈的技巧与话术,通过临床评估工具对患者进行初步诊断,之后结合临床访谈的技巧与话术进行更全面的评估与诊断。其中,临床评估工具主要有帕特森自杀评估清单、自杀状况表格评估、四阶段过程模型、自杀事件的编年体评估、自杀风险评估指导、复合心理治疗、自杀的合作式评估与管理(CAMS)等[1];临床访谈的技巧则由若干对患者进行问询的专门语句构成,通过访谈对患者做出进一步的评估。

(一)临床评估工具

1.帕特森自杀评估清单
帕特森自杀评估清单(见表 2-1-1)主要用于在急救室对病人进行评定,共包含 10 个题目,采用"0""1"的两点计分法,符合题目条件的即记为 1 分,得分范

---

① 戴维·A.乔布斯.自杀风险的评估与管理:一种合作式的方法[M].李凌,刘新春,等,译.北京:中国轻工业出版社,2020.

围为 0~10。其中,0~2 分,表明该患者可以回家,不过需要随访;3~4 分,表明需要对该患者进行密切的随访和观察;5~6 分,可建议该患者住院进行观察治疗;7~10 分,表明该患者需要立即进行住院治疗。

表 2-1-1　帕特森自杀评估清单

	题　目	评分	
S	性别(男)	0	1
A	年龄(小于 20 岁或者大于 45 岁)	0	1
D	抑郁情绪	0	1
P	曾经自杀未遂	0	1
E	酒精滥用	0	1
R	丧失理性思维(情感障碍、分裂症、脑损伤)	0	1
S	缺乏社会支持	0	1
O	有周密的自杀计划	0	1
N	无配偶或者没有亲属同住	0	1
S	有疾病,身体健康状况差	0	1
总分			

2.自杀状况表格评估

自杀状况表格(suicide status form,SSF)是乔布斯(Jobes)等设计的[1],采取质性研究与量化研究并举的思路对自杀进行评估[2][3]。该评估方法不断修订,目前使用的是 SSF-Ⅲ。该评估方法主要包括四部分。第一部分是自评量表,具体包括:①患者对心理痛苦、内部压力、情绪低落、绝望、低自我评价五个方面进行评分,并把它们按照其对自杀影响的程度排序;②患者判断这五个方面分别与自己和别人的相关程度,即哪些方面是由自己引起的,哪些方面是由别人引起;③分别列出生和死的理由,并依据重要程度进行排序;④评估自己求生和求死的程度

①　JOBES D A, JACOBY A M, CIMBOLIC P, et al. Assessment and treatment of suicidal clients in a university counseling center[J]. Journal of counseling psychology, 1997, 44(4):368-377.

②　杨青,王英.国外自杀评估方法的研究进展[J].医学与哲学(人文社会医学版),2009,30(9):28-30.

③　王求是,刘建新,申荷永.国外自杀心理学研究与理论评介[J].心理科学进展,2006,14(1):105-110.

并进行排序;⑤回答一个开放性问题——有什么可以让自己不再想去自杀。第二部分则需要医生对患者进行访谈,询问涉及自杀计划、自杀准备情况等14项自杀相关危险因素的问题。第三部分依据前两个部分内容制订对患者的处理计划。第四部分为当面评估结束后填写完整的评估表格。

SSF评估的特点是同时包含了定性和定量的评估措施,同时涉及危险因素和保护因素,这样可以使得治疗师获得更加立体的评估结果,并有针对性地进行临床干预。研究也发现,SSF具有较好的同质性效度和中等的重测信度[1],可以帮助被评估者与治疗师开展更加坦诚的交流沟通[2]。

3.四阶段过程模型

该模型主要由斯托尔伯(Stoelb)等提出。[3] 四阶段过程模型将自杀危险因素分成首要危险因素、次要危险因素和外部因素3大类。其中,首要危险因素包括有过自杀史、心境障碍、绝望;次要危险因素包括人格或行为障碍、物质滥用;外部因素包括家庭功能、自杀支持、生活压力等。治疗师将临床判断与测量数据结合起来,并通过对自杀现状(包括自杀意念、自杀意图和自杀计划)的调查一起对病人进行四阶段的评估,具体方法如下。

(1)对首要危险因素评估。评估结果有3种:①无危险,即患者无症状(如无自杀史、心境障碍),并且根据治疗师的临床经验,不需要继续进行测试的;②初步假设为有低度自杀危险,即患者无症状,但是根据治疗师的临床经验,有必要继续进行测试的;③初步假设为有严重自杀危险,即患者有症状。

(2)对自杀现状评估。评估结果有3种:①低度自杀危险,即在第一阶段假设为有低度自杀危险,而在第二阶段没有症状(如无自杀意念)的;②中度自杀危险,即在第一阶段假设为有严重自杀危险,而在第二阶段没有症状的;③严重自杀危险,即在第一阶段假设为有低度自杀危险,而在第二阶段有症状的或者在第一阶段假设为有严重自杀危险,并且在第二阶段有症状的。

---

① JOBES D A, NELSON K N, PETERSON E M, et al. Describing suicidality: an investigation of qualitative SSF responses[J]. Suicide and life-threatening behavior, 2004, 34(2): 99-112.

② 杨青,王英. 国外自杀评估方法的研究进展[J]. 医学与哲学(人文社会医学版),2009,30(9): 28-30.

③ STOELB M, CHIRIBOGA J. A process model for assessing adolescent risk for suicide[J]. Journal of adolescence, 1998, 21(4): 359-370.

（3）对次要危险因素评估。评估结果有 6 种：①停止评估，即第二阶段被评为低度自杀危险，无症状的，仍为低度自杀危险；②重新评估，即第二阶段被评为低度自杀危险，有症状（如物质滥用）的；③中度危险，即第二阶段被评为中度自杀危险，无症状的；④高度危险且有冲动性，即第二阶段被评为中度自杀危险，有症状的；⑤严重自杀危险，即第二阶段被评为严重自杀危险，无症状的；⑥严重自杀危险且带有冲动性，即第二阶段被评为严重自杀危险，有症状的。

（4）对自杀保护性因素评估。评估结果有 2 种：①维持原判断，即患者的外部无不良因素；②在原判断基础上加上"外部不良"，即患者的外部保护因素不好，会对其造成影响。

该评估模式的出现，对于治疗师精确评估患者自杀的严重性，并采取正确的治疗和防御等都将起到积极的作用，并且这种评估模式能够减少判断中的主观偏见，提高评估结果的精确性。当然该评估模式还有待进一步发展完善，其有效性也有待进一步的研究验证。①

4.自杀事件的编年体评估

谢伊（Shea）在 1998 年针对临床工作者提出了自杀事件的编年体评估理论（chronological assessment of suicide events，CASE）。② 他强调临床工作者在使用该评估方法的时候，必须具备一些前提条件，即：（1）在访谈开始前要使用相应的技术来突破讨论自杀的禁忌；（2）在访谈过程中，与来访者建立一种强有力的治疗联盟关系，并努力创造出一种能够增强来访者分享自杀计划的想法的氛围；（3）要掌握一系列有效的访谈技术，可以直接用来探讨像"自杀"这样的敏感话题，比如采用行为事件、淡化羞耻、小心假设、扩大症状、具体否认、正常化这 6 项技术来探讨自杀等敏感话题。这些核心技术的有效运用可以减少来访者的歪曲信息以及治疗师的主观臆断，从而提高评估工作的完善性。另外，谢伊认为在临床工作中，对患者自杀的评估包含三重任务，即收集与自杀危险因素相关的信息、收集与来访者的自杀构想和计划相关的信息、根据上述两类收集到的资料进行临床决

① 王求是，刘建新，申荷永. 国外自杀心理学研究与理论评介[J]. 心理科学进展，2006,14(1)：105-110.

② SHEA S C. The chronological assessment of suicide events：a practical interviewing strategy for the elicitation of suicidal ideation[J]. Journal of clinical psychiatry，1998,59(20)：58-72.

策。① 基于这种任务导向,他设计出 CASE 方法评估的四个主要阶段:第一阶段主要是探讨现在的自杀事件,重点是探索来访者自杀意念的强度;第二阶段探讨近期自杀事件,主要是评估来访者自杀意念的频率和致命性以及自杀计划的细致和完整性,从而了解自杀危险的严重程度;第三阶段是对过去自杀事件的探讨(2个月前),重点是探讨来访者最严重的一次自杀尝试情况,来访者曾有过的自杀尝试的具体次数,来访者最近一次的自杀尝试发生在何时;第四阶段探讨即刻自杀事件,该阶段可以提供最直接的来访者即刻自杀计划的危险程度的线索。在该阶段进行评估时要特别注意来访者在访谈时的用词和非言语动作。

CASE 评估理论采用了逐步渐进的结构化访谈,有助于来访者有充足的时间来建立信任并谈论自杀的想法。该方法清晰明确的顺序结构也有利于减少治疗师在信息收集过程中可能出现的遗漏和偏见。②

5.自杀风险评估指导

自杀风险评估指导(suicide risk assessment guidance,SRAG)是由库彻(Kutcher)等提出的。③ 该评估主要包括 4 个步骤:(1)自杀评估。该阶段是自杀评估的开始阶段,一方面是获得来访者自杀的相关资料,包括直接资料(与来访者建立和谐的关系,通过交谈来确定自杀的相关信息)和间接资料(当来访者否认自杀时,从来访者的家人、朋友那里获得相关信息);另一方面是对来访者的自杀行为进行评估,包括对当前的自杀进行评估(包括评估自杀意念、询问自杀意念、评估自杀企图和自杀计划、评估自杀动机)和对过去的自杀进行评估(包括自杀未遂史、自伤行为、自杀行为与酒精或者其他物质滥用的关系)。(2)自杀危险因素评估。自杀危险因素包括来访者的信息(年龄、性别)、精神病史和精神病性症状、个人史(躯体疾病史、家族史、社会心理史、神经生物学特征)和人格的优缺点等。(3)自杀原因分析。主要是明确来访者怎么了,如:"为什么自杀? 为什么是现在自杀? 发生了什么事情?"(4)明确干预目标。主要是明确并建立干预目标,从而降低可改变的自杀危险因素的水平。另外,库彻等还将这 4 个步骤的评估内

---

① 石惠,陈屹.个体自杀评估理论的研究[J].青年与社会·中外教育研究,2010(8):24-25.
② 杨青,王英.国外自杀评估方法的研究进展[J].医学与哲学(人文社会医学版),2009,30(9):28-30.
③ KUTCHER S,CHEHIL S.自杀风险管理手册[M].西英俊,译.北京:人民卫生出版社,2011.

容整理在一个专门的表格里,叫作自杀风险评估工具(tool for assessment of suicide risk,TASR)。

该评估工具专门为临床医生设计,用于记录可能实施自杀的来访者的评估概况。TASR 工具主要包括 3 个部分:个人概况、症状风险概况、面询风险概况。自杀风险按照高度、中度和低度风险进行三级评分。最后,需要对总体自杀风险水平进行高、中、低的三级评分。需要注意的是,只要被评估者具有自杀计划或者是出现强烈的自杀企图,医生就可以认为被评估者处于高自杀风险之中,而不必考虑其他危险因素。

6.复合心理治疗

复合心理治疗(BASIC-ID)是 20 世纪 70 年代由心理治疗师拉扎鲁斯(Lazarus)提出的[1],后来帕拉迪诺(Paladino)对其进行了修订[2]。该治疗评估模型的基本观点是:人是由生理和心理构成的一个有机的整体。这一个有机整体主要由行为(behaviors)、情感反应(affective process)、感觉(sensations)、意象(images)、认知(cognition)、人际关系(interpersonal relationships)和药物或生理影响(drugs/biological functions)7 个部分构成。[3] 拉扎鲁斯认为,造成心理问题的原因很少是单一某个因素的影响,而是多个因素的共同影响,因此在治疗上也应该是多维的。

BASIC-ID 是 7 个部分的首字母组合成的简称。它的评估就是根据以上 7 个部分展开的,具体如下。

(1)B:行为特征方面。该部分涵盖了个体能被外部观察到的所有过度和缺失的行为。[4] 拉扎鲁斯把行为特征描述为明显的反应、姿势、习惯、动作,如避开人多拥挤的场所、节食。[5] 该方面主要用以评估个体主要行为力量的来源、类型

---

① LAZARUS A. Multimodal behavior therapy:I[M]. New York:Springer, 1976.

② PALADINO D, MINTON C A B. Comprehensive college student suicide assessment:application of the BASIC ID[J]. Journal of American college health, 2008, 56(6):643-650.

③ LAZARUS A. Multimodal behavior therapy:treating the "BASIC ID"[J]. Journal of nervous and mental disease, 1973:156(6):404-411.

④ MARTIN - CAUSEY T, HINKLE J S. Multimodal therapy with an aggressive preadolescent:a demonstration of effectiveness and accountability[J]. Journal of counseling & development, 1995, 73(3):305-310.

⑤ LAZARUS A. Multimodal behavior therapy[M]. New York:Springer, 1976.

和作用。例如,有自杀意念的大学生上课和参与活动次数减少、食欲下降、不注重自我形象(如不洗澡、不打扮)和睡眠增加、待在房间里不去上课和吃饭或者不参加活动。①

(2)A:情感反应方面。情感包括个人的情绪、心情和感受,如愤怒、恐惧、困惑。② 该部分主要评估3点:①个体的情绪状态及表现的程度(如高兴、悲伤的程度);②个体的情感状态(如爱慕、仇恨);③个体消极情绪产生的时间、诱发与缓解因素以及躯体症状的词汇表达等(如用"痛"表达悲伤)。例如,有自杀意念的大学生在情感反应方面会有这样的表现:对情况无法得到改善的绝望、对关系缺失的抑郁、对学业和个人规划的焦虑、对父母在提供支持方面的匮乏的愤怒。

(3)S:躯体感觉方面。躯体感觉描述身体系统方面的功能,包括视觉、听觉、嗅觉、味觉的刺激及反应。③ 该部分主要评估4点:①个体的感觉态度与感觉的敏感性(如厌恶肢体接触);②个体的一些持续不良感觉(如眩晕、麻木);③个体构建自我内在知觉的感觉要素(如刀绞般的婚姻困惑);④个体对性的兴趣及失去兴趣的原因。例如,有自杀意念的大学生会感觉"沉重"和头痛。

(4)I:意象方面。意象是想象和记忆的形态。④ 这些心理意象包括梦、幻想、听觉和视觉图像以及生动的记忆。⑤ 有学者将意象描述为一种不真实存在的事物的心理画面,认为意象是心灵的眼睛,并提到了影响我们生活的各种心理画面。⑥ 该部分主要评估个体心理意象的清晰程度,了解个体对自我意象过程中的描述以及投射的象征意义,这是因为处于自杀危机风险的个体可能很难创造出积极或安全的表象。比如,有自杀意念的大学生会想象自己独自在黑暗的房间里,

① PALADINO D, MINTON C A B. Comprehensive college student suicide assessment: application of the BASIC ID[J]. Journal of American college health, 2008, 56(6): 643-650.

② LAZARUS A. The multimodal approach to the treatment of minor depression[J]. American journal of psychotherapy, 1992, 46(1):50-57.

③ KESLER K D. Burnout: a multimodal approach to assessment and resolution[J]. Elementary school guidance & counseling, 1990, 24(4):303-311.

④ MARTIN - CAUSEY T, HINKLE J S. Multimodal therapy with an aggressive preadolescent: a demonstration of effectiveness and accountability[J]. Journal of counseling & development, 1995, 73(3): 305-310.

⑤ LAZARUS A. Brief but comprehensive psychotherapy: the multimodal way[M]. New York: Springer, 2006.

⑥ LAZARUS A. Brief but comprehensive psychotherapy: the multimodal way[M]. New York: Springer, 2006.

外面的世界在旋转的意象,想象作为"一无是处的失败者"回到家乡的意象,想象父母参加自己的葬礼,为没有帮助支持他而后悔莫及、痛哭流涕的意象。

（5）C:认知方面。认知包括一个人对某种经历的想法、信念、价值观、陈述和态度。[①] 这些想法和信念建立在从健康到非理性或功能失调的态度上,因此有可能削弱个体在危机中的功能。该部分主要评估个体的信仰、价值观、人生观、认知内容等方面,进而了解个体的归因倾向、抽象思维情况、过度化或专断情况。比如,有自杀意念的大学生会出现这样的认知:"我是一个失败者""我很失败""没有人会想念我""情况永远不会好转""我只想结束它"。

（6）I:人际关系方面。人际关系是一个人生活的重要组成部分。[②] 人际关系包括但不限于家庭、朋友、伙伴、同事和邻居。该部分评估个体对生活中出现的"重要人物"的认定,具体包括这些人物对个体的影响、个体的人际关系状态、人际态度、人际交往技巧、对他人的信任与侵犯反应,另外也了解个体是否有过人际、婚姻家庭或者竞争方面的冲突。比如,有自杀意念的大学生在人际关系方面可能会有这样的情况:在学习成绩和生活费方面与父母的关系紧张、最近刚失恋分手、跟朋友关系日渐疏远、一些朋友对其感到失望。

（7）D:药物或生理影响方面。药物或生理影响主要包括药物使用、生物因素、锻炼、饮食、娱乐活动和一般的身体健康状况。[③] 该部分主要评估个体对自身健康的关心程度与身心失调情况,了解个体的药物使用、躯体适应力、饮食、卫生、睡眠及医疗保健求助等方面的信息。比如,有自杀意念的大学生在该方面会有下列表现:独自一人酗酒、喝闷酒、不按时吃药、不爱运动锻炼。

之前的一些评估模型多从认知、情感、行为方面进行评估,而该模型不仅涵盖了上述内容,还增加了躯体感觉、意象、人际关系、药物或生理影响4个部分的评估,并且把药物或生理影响单独作为一个评估部分,这表明了其对药物或生理变化对于个体自杀风险影响的重视。

---

① LAZARUS A. Brief but comprehensive psychotherapy: the multimodal way[M]. New York: Springer, 2006.

② MARTIN - CAUSEY T, HINKLE J S. Multimodal therapy with an aggressive preadolescent: a demonstration of effectiveness and accountability[J]. Journal of counseling & development, 1995, 73(3): 305-310.

③ LAZARUS A. Multimodal behavior therapy[M]. New York: Springer, 1976.

(二)临床访谈技巧

临床访谈主要指的是危机干预者跟当事人进行面对面的谈话,可分为个别访谈和集体访谈、结构性访谈和非结构性访谈等不同的形式。访谈的内容一般包括询问个体的情感经历、身体状况、应对机制、社会支持状况、情绪反应、是否有过酒精或药物滥用、是否有自杀意念和自杀行为等。[①]

在采用访谈法时,需要注意:(1)谈话应遵循共同的标准程序(如准备好谈话的方式、措辞、备用方案等);(2)尽可能收集当事人的各种资料(如职业、经历、个性、兴趣等);(3)谈话问题符合规范(如问题简洁明了,便于回答);(4)掌握好发问技术(如根据当事人的个性特点选择不同发问方式)。[②] 访谈法适合各种干预对象,能够快速地收集多方面的资料,使干预者对当事人的态度、动机和情绪等有较为详细的了解;不过该方法对访谈技巧的要求较高,费用高、时间长,干预者可能对访谈过程和结果造成一些主观影响。有学者认为在获取自杀风险评估相关资料时,需要结合临床访谈、量表评定结果以及从第三方信息源得到的相关信息进行分析。[③] 由于自杀行为本身的复杂性和特殊性,单纯采用自评量表评定或临床访谈都难以全面有效地揭示当事人潜在的自杀风险,采取自评量表与结构化访谈相结合的方法或许是一种较理想的评估方法。[④]

进行自杀评估经常使用的话术如下:"你曾经感到生活没有价值吗?""你曾经想过伤害自己吗?""你最近遇到这么大的压力,过得这么辛苦,如果是别人的话可能会产生轻生的想法,你是不是也有这样的想法?""你曾经做出一些严重伤害自己或者自杀的行为吗?""你专门思考过如何自杀吗?""你想采取什么方式自杀呢?""你还考虑过其他的方式吗?""你考虑过哪个时间、哪个地点去自杀吗?""你能够得到药品吗?""你已选好了跳楼(跳水、上吊)的地方了吗?""如果你现

① 闫晶,王芙蓉,陈瑞芬,等.军人自杀风险评估[J].四川精神卫生,2019,32(5):469-472.
② 顾瑜琦,孙宏伟.心理危机干预[M].北京:人民卫生出版社,2013.
③ SHEA S C, JOBES D A. The practical art of suicide assessment: a guide for mental health professionals and substance abuse counselors[M]. New Jersey:Wiley, John & Sons, 2002:235-298.
④ 杨青,王英.国外自杀评估方法的研究进展[J].医学与哲学(人文社会医学版),2009,30(9):28-30.

在独自一人,你会想要自杀吗?""不久的将来,你会自杀吗?"等等。

四、大数据分析法

随着互联网技术的进步与发展,目前有越来越多的个体会在社交网络上表达自己的情感,包括自杀的想法。一些学者的研究也表明微博、论坛逐渐成为探索和发现自杀者的新领域。[1] 由于有自杀想法的个体通常不会主动求医和寻求帮助,因此结合互联网的大数据分析法有助于变被动式危机干预为主动式危机干预,从而建立以互联网为背景的自杀防线,进而减少自杀行为的发生。国内的一些学者提出建设高校大学生自杀风险的大数据预警平台,以便及早发现有自杀风险的个体并及时干预[2],最终构建高校大学生自杀风险的主动型干预机制。

---

[1] CHENG Q, CHANG S S, YIP P S F. Opportunities and challenges of online data collection for suicide prevention[J]. The lancet, 2012, 379(9830): e53-e54.

[2] 何元庆,高琦,高佳敏. 高校学生自杀危机的干预困境与时代机遇[J]. 中国卫生事业管理,2017,34(1): 65-67.

第二节　故意杀人的风险评估

暴力攻击行为直接危及个体的生命、健康和自由，有的直接表现为暴力犯罪（如凶杀、伤害、抢劫、强奸等行为）。故意杀人是暴力犯罪的典型。暴力犯罪是一个全球性的研究课题，各个国家都会面临对暴力及暴力犯罪行为的预防与管理。暴力犯罪行为的预防与管理必然要求进行暴力风险评估。目前，国内外学者主要从暴力行为、攻击行为等角度进行相关研究。直接对故意杀人进行风险评估的研究非常少见，因而本节将故意杀人的风险评估放在暴力风险评估的框架内，将当事人的暴力评估作为预测故意杀人的参考指标。

一、暴力风险评估的发展历程

暴力风险评估是分类改造暴力犯的工作基础，也是降低暴力犯重新犯罪率的重要环节。国外暴力风险评估的发展经历了以下 4 个阶段。

（1）第一代无系统的主观临床评估。该阶段的评估依赖的是评估者的个体经验，评估判断的结果会随着评估者所受的训练、生活背景及经验发生变化，因而容易出现误差和偏差。

（2）第二代精算评估。该阶段的评估以绝对客观和标准化为特征，项目的选择完全依据量化统计的结果，收集的是个体便于量化的因素（如年龄、性别、犯罪史）。常见的评估工具有暴力风险评估指引（violence risk appraisal guide，VRAG）、静态-99（the Static-99）、精神病态检测表修订版（psychopathy checklist-revised，PCL-R）。第二代精算评估虽然提高了预测的准确性，使用方便，然而其预测的因素都是静态的，因此不能动态地评估罪犯随着时间和环境的变化再次犯罪可能性的变化情况。

（3）第三代动态风险评估。该阶段的评估在第二代评估的基础上增加了动态风险因素（如物质滥用、人际冲突），从而可以了解评估对象的动态风险因素随着时间、环境、社会、心理等因素变化而发生变化的情况。常用的测评工具有暴力史—临床—风险管理暴力风险评估范式（the historical, clinical and risk management violence risk assessment scheme）。该阶段的评估为评估对象进行矫正提供了信息，并且可以了解矫正后罪犯再犯风险水平的变化。

（4）第四代风险管理评估。该阶段评估的核心在于系统性的评估和指导矫正。一些学者为此开发的评估工具具有可以多次施测、以干预和矫正为核心、能够在司法环境中评估矫正进展的特点。常用的测评工具有监管水平评估/案例管理版（the level of service/case management inventory, LS/CMI）和暴力风险评估量表（the violence risk scale, VRS）。

除了专门用来进行风险评估的工具，也有一些其他量表被用来进行再犯风险评估，如明尼苏达多相人格测验精神病态分量表（MMPI-Pd）、艾森克人格问卷（EPQ）、精神病态检测表修订版（the psychopathy checklist-revised, PCL-R）。不过，有实证研究发现，除了 PCL-R，其他一些量表工具测量的效果较差。另外，加拿大、美国、英国等国家采用的风险评估的"风险—需求—响应模式"（risk-need-responsivity model, RNR）在 20 世纪 90 年代已经实现了标准化。[①]

国内的风险评估研究目前还处于起步阶段，不过也有学者开发了一些评估工具并进行了研究。如中国罪犯心理评估课题组（由司法部监狱管理局、司法部预防犯罪研究所、中央司法警官学院和中国心理学会法律心理学专业委员会联合组成）历时十余年研制的"中国罪犯心理评估"系列量表，是符合中国国情的初步测查罪犯个性心理特征的专用量表。[②] 孔一和黄兴瑞选取了众多影响刑释人员再犯的因素，然后对其量化并按照同一标准确定为再犯预测因子，经过这样的标准化数据转换之后，最终制定了用于评估刑释人员再犯可能性的结构化量表

① BONTA J, ANDREWS D A. Risk-need-responsivity model for offender assessment and rehabilitation[J]. Rehabilitation, 2007, 6(1): 1-22.

② 刘保民，朱洪祥，张庆斌，等. 江苏监狱罪犯狱内危险评估工具（J3C）的研发与应用[J]. 犯罪与改造研究，2017(2): 31-38.

RRAI。[1] 该评估量表不仅可以对回归者的再犯风险进行分级和归类,而且可以用来帮助分析影响刑释人员再犯的高致罪因素并由此进行专门的干预。刘保民等研发了罪犯狱内危险评估工具(J3C),2015 年 6 月在南京女子监狱试点使用后,于 2016 年 4 月在全省监狱系统全面推广应用。该工具可以及时生成所有罪犯个体的危险等级与类别,以形象化的图标方式快捷地显示罪犯的危险内容,大大提高了工作效率。[2] 目前,关于暴力风险的评估主要有问卷测验法、内隐测验法和临床评估法。

二、暴力风险评估的测量方法和评估工具

下面对国内外常用的问卷测验法、内隐测验法、临床评估法进行概述。

(一)问卷测验法

1.暴力风险评估量表 - 20 (the historical clinical risk management - 20,HCR-20)

暴力风险评估量表-20(见附录 5)最先是由加拿大学者韦伯斯特(Webster)等于 1995 年开发的,主要用来评估临床和司法精神病人的暴力风险和再犯风险。[3] HCR-20 共有 20 个条目,包含 3 个分量表,分别为 10 个条目的历史分量表(historical factor, H)、5 个条目的临床分量表(clinical factor, C)和 5 个条目的风险管理分量表(risk management factor, R)。该量表将主观的临床评估和客观的统计评估有效结合起来,促进了当时风险评估的发展。然而,最初的 HCR-20 还存在一些缺陷,因此,道格拉斯(Douglas)等在 1997 年对 HCR-20 量表进行了修

---

① 孔一,黄兴瑞.刑释人员再犯风险评估量表(RRAI)研究[J].中国刑事法杂志,2011(10):91-106.

② 刘保民,朱洪祥,张庆斌,等.江苏监狱罪犯狱内危险评估工具(J3C)的研发与应用[J].犯罪与改造研究,2017(2):31-38.

③ DOUGLAS K S. Version 3 of the historical-clinical-risk management-20 (HCR-20 V3): relevance to violence risk assessment and management in forensic conditional release contexts[J]. Behavioral sciences & the law, 2014, 32(5): 557-576.

订,使其发展成 HCR-20 第二版。① HCR-20 第二版采用 0~2 分的三级评分,对每个条目进行"存在"和"相关"的评级,并且将 PCL-R 的评分结果作为其中一个条目来评估不同阶段暴力风险发生的可能性与严重程度。研究发现,HCR-20 第二版有较好的信效度。② 由于 HCR-20 第二版缺少对精神病人的风险管理和矫治,因此有研究者又开发了 HCR-20 第三版。HCR-20 第三版中依然采用 3 个分量表和 20 个条目的量表结构,不过在风险因子改变、细分条目、指标、量表的应用步骤等方面进行了修改补充,并且取消了 PCL-R 的结果条目,从而使得该量表的应用更加广泛。国外的实证研究也证明 HCR-20 第三版具有良好的信效度。③

2.精神病态检测表修订版(psychopathy checklist-revised, PCL-R)

精神病态检测表修订版由黑尔(Hare)编制,主要用于精神病态的诊断。PCL-R的测评是建立在访谈和文件审查的基础上的,需要由经过培训的评价员来确定测试者与项目描述中指定特征的匹配程度。④ PCL-R 由 20 个条目组成,采用0~2分的三级评分,量表总分范围为0~40分,包含 2 个层次 4 个因子,分别为:人际关系(interpersonal)、情感(affective)、生活方式(lifestyle)和反社会(antisocial)。另外 2 个条目(11、17)不在任何因子上载荷。PCL-R 被广泛应用于研究、临床及司法中评估成年人的精神病态,测试者的得分越高,表明其暴力再犯的可能性就越大。⑤

虽然 PCL-R 被认为是评估个体精神病态的"金标准"⑥,但其也存在明显的

① DOUGLAS K S, OGLOFF J R, NICHOLLS T L, et al. Assessing risk for violence among psychiatric patients: the HCR-20 violence risk assessment scheme and the psychopathy checklist: screening version [J]. Journal of consulting and clinical psychology, 1999, 67(6): 917.

② GOUGH K, RICHARDSON C, WEEKS H. An audit of service-user involvement and quality of HCR-20 version 2 risk assessments on rehabilitation and low secure wards[J]. Journal of psychiatric intensive care, 2015, 11(S1): 1-8.

③ HOWE J, ROSENFELD B, FOELLMI M, et al. Application of the HCR-20 version 3 in civil psychiatric patients[J]. Criminal justice and behavior, 2016, 43(3): 398-412.

④ COOKE D J, KOSSON D S, MICHIE C. Psychopathy and ethnicity: structural, item, and test generalizability of the psychopathy checklist-revised (PCL-R) in Caucasian and African American participants[J]. Psychological assessment, 2001, 13(4): 531.

⑤ 吕颖, 韩臣柏, 王小平. 暴力历史, 临床, 风险评估量表中文版信效度研究[J]. 中国临床心理学杂志, 2013, 21(6): 984-987.

⑥ NEAL T M, SELLBOM M. Examining the factor structure of the hare self-report psychopathy scale[J]. Journal of personality assessment, 2012, 94(3): 244-253.

局限性,如 PCL-R 在测评中需要依赖有经验的临床医生根据背景调查、现场访谈和行为观察做出诊断,较为耗时耗力;测评对象主要是监狱的犯罪人群,需要查看犯罪记录等个人信息,这样就导致其在非犯罪人群中难以推广使用。因此,PCL-R 的编制者随后又编制出精神病态自评量表(self-report psychopathy scale, SRP)①以及后来的修订版 SRP-Ⅱ②、SRP-Ⅲ③、SRP-SF④(SRP-Ⅲ简版,SRP-short form, SRP-SF)等版本,也被研究证实为精神病态评估的有效工具。

3.暴力危险评估量表(violence risk scale, VRS)

暴力危险评估量表是由王(Wong)等编制的,主要帮助刑事司法系统评估个体的暴力危险性,尤其是暴力罪犯的再犯风险。⑤ VRS 包括手册、评分单及半结构式访谈记录单,分为成人和青少年两个版本。VRS 结果由静态分量表(6 个条目)和动态分量表(20 个条目)以及分配比总分构成。VRS 的评分在罪犯档案查阅和半结构化访谈的基础上进行。每个条目采用 0~3 分的四级评分(0 分,该条目与暴力行为或倾向性无关;1 分,在该条目上被评定者的情况没有 0 分那么积极,但超过 0 分;2 分,在该条目上被评定者的情况没有 3 分那么消极,但好于 3 分;3 分,该条目与暴力行为或倾向性有着明显并且持续的关联),其中得分大于等于 2 分的条目即为该个体需要进行矫治的领域。⑥ 静态分量表得分范围为 0~18 分,反映的是个体的既往暴力事件,其得分越高则说明个体的犯罪记录或早期经历越糟糕,其暴力危险性越高。动态分量表得分范围为 0~60 分,指的是个体经过治疗和干预后的暴力危险性变化情况,若个体某个动态条目得分较高(2 分或 3 分),则表明该条目是需要干预的靶目标。分配比总分=总得分×26/(26-省略的因子数),该得分越高表明个体的暴力危险性越高。如果经过治疗和干预后

① HARE R D. A research scale for the assessment of psychopathy in criminal populations[J]. Personality and individual differences, 1980, 1(2): 111-119.

② HARE R D, HARPUR T J, Hemphill J F. Scoring pamphlet for the self-report psychopathy scale: SRP-Ⅱ[Z]. Unpublished document, Vancouver: Simon Fraser University, 1989.

③ PAULHUS D L, HEMPHILL J F, HARE R D. SRP-Ⅲ[M]. Toronto: Multi-Health Systems, 2009.

④ GORDTS S, UZIEBLO K, NEUMANN C, et al. Validity of the Self-Report Psychopathy Scales (SRP-Ⅲ full and short versions) in a community sample[J]. Assessment, 2017, 24(3): 308-325.

⑤ WONG S, GORDON A. Violence risk scale—experimental version 1 (VRS-E1)[Z]. Saskatoon, Canada: University of Saskaschewan, 1998.

⑥ 赵辉, Stephen Wong, 张振,等. 暴力风险量表成人版在暴力犯中的信效度检验[J]. 中国临床心理学杂志, 2018, 26(4): 652-656,679.

得分下降则表明个体的暴力危险性降低。[①] VRS 在加拿大[②]、英国[③]、新西兰[④]、澳大利亚[⑤]的刑事司法系统和司法精神病人评估中都有所应用,结果显示 VRS 具有较好的信效度[⑥][⑦]。国内章雪利等将成人版 VRS 翻译成中文,以 125 例精神疾病患者为被试对其信度进行了检验,结果发现修订后的暴力危险评估量表中文版(VRS-C)具有较好的信度。修订后的 VRS-C 也包括 6 个条目的静态因子与 20 个条目的动态因子。静态因子分别为 S1(现在年龄)、S2(首次暴力罪行年龄)、S3(青少年期罪行次数)、S4(总观人生暴力情况)、S5(获释失败或逃跑史)、S6(家庭抚育的稳定性)。动态因子分别为 D1(暴力生活方式)、D2(犯罪人格)、D3(犯罪态度)、D4(工作态度)、D5(犯罪伙伴)、D6(人际攻击)、D7(情绪控制)、D8(监管期间暴力)、D9(武器使用)、D10(暴力自知力)、D11(精神障碍)、D12(物质滥用)、D13(与伴侣关系稳定性)、D14(社会支持)、D15(再融入高危险环境)、D16(暴力周期)、D17(冲动性)、D18(认知歪曲)、D19(与监护人合作性)、D20(监管环境/机构安全水平)。赵辉等利用 VRS-C 对北京市某监狱 181 名男性在押暴力犯的暴力风险进行评估后认为,VRS-C 有良好的信效度,可以尝试性地用于国内暴力犯的再犯风险评估。[⑧]

另外,在 VRS-C 的使用过程中也需要注意一些事项:一是 VRS-C 的适用范围(适用于暴力犯、精神疾病患者,但性罪犯除外);二是评估的难度问题(主要依

① 章雪利,谌霞灿,蔡伟雄,等.暴力危险量表中文版的信度[J].法医学杂志,2012,28(1):32-35.

② WONG S C, GORDON A. The validity and reliability of the Violence Risk Scale:a treatment-friendly violence risk assessment tool[J]. Psychology, public policy, and law, 2006, 12(3):279.

③ DOLAN M, FULLAM R. The validity of the Violence Risk Scale second edition (VRS-2) in a British forensic inpatient sample[J]. The journal of forensic psychiatry & psychology, 2007, 18(3):381-393.

④ YESBERG J A, POLASCHEK D L. Using information from the Violence Risk Scale to understand different patterns of change:an exploratory investigation of intensively treated life-sentenced prisoners[J]. Journal of interpersonal violence, 2014, 29(16):2991-3013.

⑤ MOONEY J L, DAFFERN M. Elucidating the factors that influence parole decision-making and violent offenders' performance on parole[J]. Psychiatry, psychology and law, 2014, 21(3):385-405.

⑥ WONG S C, GORDON A. The validity and reliability of the Violence Risk Scale:a treatment-friendly violence risk assessment tool[J]. Psychology, public policy, and law, 2006, 12(3):279.

⑦ 章雪利,谌霞灿,蔡伟雄,等.暴力危险量表中文版的信度[J].法医学杂志,2012,28(1):32-35.

⑧ 赵辉,Stephen Wong,张振,等.暴力风险量表成人版在暴力犯中的信效度检验[J].中国临床心理学杂志,2018,26(4):652-656,679.

据罪犯档案和访谈获取的信息,这些信息量非常有限,访谈效果也存在不真实和不全面的问题)。①

4.布罗塞特暴力风险评估量表(Brøset violence checklist,BVC)

布罗塞特暴力风险评估量表是 1997 年由阿尔姆维克(Almvik)等研制的②,主要是从 1995 年利纳克尔(Linaker)和布施-艾弗森(Busch-Iversen)的实证研究中发展起来的③,用来预测精神障碍患者住院短期内的暴力风险。BVC 测量的 6 个变量分别为:混乱、易激惹、喧闹、口头威胁、伤人行为、毁物行为。每一个都根据它们的存在(1 分)或不存在(0 分)进行评分。对于不熟悉的患者,按照条目的出现与否进行评分;对于熟悉的患者,上述行为加重时评为 1 分,而行为无变化时评为 0 分,然后把各条目评分相加得出总分,最低分为 0 分,最高分为 6 分。对得分的解释如下:0 分表明暴力风险很小;1~2 分表明暴力风险适中,应采取预防措施;3 分以上表明暴力风险很高,需要立即采取预防措施,并应做出计划来抑制患者的暴力攻击。④⑤ 该量表需要每天评估 2~3 次⑥,并且需要在护士接班后的 2.5 小时内完成。国内外的一些研究表明,BVC 具有良好的信度。⑦⑧ 另外,BVC 在不

① 赵辉,Stephen Wong,张振,等.暴力风险量表成人版在暴力犯中的信效度检验[J].中国临床心理学杂志,2018,26(4):652-656,679.

② ALMVIK R, WOODS P. The Brøset Violence Checklist (BVC) and the prediction of inpatient violence:some preliminary results[J]. Psychiatric care, 1998, 5(6):208-213.

③ LINAKER O M, BUSCH-IVERSEN H. Predictors of imminent violence in psychiatric inpatients[J]. Acta psychiatrica Scandinavica,1995, 92(4):250-254.

④ ALMVIK R, WOODS P. The Brøset Violence Checklist (BVC) and the prediction of inpatient violence:some preliminary results[J]. Psychiatric care, 1998, 5(6):208-213.

⑤ 张娟,栗克清,孙秀丽.布罗塞特暴力风险评估量表在精神科应用的研究进展[J].精神医学杂志,2015,28(5):388-392.

⑥ ABDERHALDEN C, NEEDHAM I, MISEREZ B, et al. Predicting inpatient violence in acute psychiatric wards using the Brøset-Violence-Checklist: a multicentre prospective cohort study[J]. Journal of psychiatric and mental health nursing, 2004, 11(4):422-427.

⑦ ALMVIK R, WOODS P, RASMUSSEN K. The Brøset Violence Checklist: sensitivity, specificity, and interrater reliability[J]. Journal of interpersonal violence, 2000, 15(12):1284-1296.

⑧ 姚秀钰,李峥,封砚村,等.精神科攻击风险评估中的行动研究[J].中华护理杂志,2014,49(8):914-918.

同国家或地区的精神科急诊病房①、精神科老年病房②、精神科重症监护病房③、精神科普通成人病房④、司法精神科病房⑤的应用也证实了其效度良好。与其他评估量表相比，BVC具有简单易行、耗费时间短的优点，然而其也存在灵敏度低⑥、假阳性高⑦、个别条目有歧义⑧等方面的缺陷，因此还需要进一步发展与完善。国内的张娟编制了扩展版BVC，增加了暴力攻击行为史和非自愿住院两个变量。⑨

表2-2-1　布罗塞特暴力风险评估量表⑩

日期	班次	混乱	易激惹	喧闹	口头威胁	伤人行为	毁物行为	总分	测评者	完成时间
	早班									
	午班									
	夜班										

① STEWART, R. The Brøset Violence Checklist and predicting assault on an acute psychiatric hospital unit [J]. Schizophrenia research, 2003, 60(1): 184.

② ALMVIK R, WOODS P, RASMUSSEN K. Assessing risk for imminent violence in the elderly: the Brøset Violence Checklist[J]. International journal of geriatric psychiatry: a journal of the psychiatry of late life and allied sciences, 2007, 22(9): 862-867.

③ BJöRKDAHL A, OLSSON D, PALMSTIERNA T. Nurses' short-term prediction of violence in acute psychiatric intensive care[J]. Acta psychiatrica Scandinavica, 2006, 113(3): 224-229.

④ 姚秀钰, 李峥, 封砚村, 等. 精神科攻击风险评估中的行动研究[J]. 中华护理杂志, 2014, 49(8): 914-918.

⑤ HVIDHJELM J, SESTOFT D, SKOVGAARD L T, et al. Sensitivity and specificity of the Brøset Violence Checklist as predictor of violence in forensic psychiatry[J]. Nordic journal of psychiatry, 2014, 68(8): 536-542.

⑥ ABDERHALDEN C, NEEDHAM I, MISEREZ B, et al. Predicting inpatient violence in acute psychiatric wards using the Brøset-Violence-Checklist: a multicentre prospective cohort study[J]. Journal of psychiatric and mental health nursing, 2004, 11(4): 422-427.

⑦ ALMVIK R, WOODS P, RASMUSSEN K. The Brøset Violence Checklist: sensitivity, specificity, and interrater reliability[J]. Journal of interpersonal violence, 2000, 15(12): 1284-1296.

⑧ CLARKE D E, BROWN A M, GRIFFITH P. The Brøset Violence Checklist: clinical utility in a secure psychiatric intensive care setting[J]. Journal of psychiatric and mental health nursing, 2010, 17(7): 614-620.

⑨ 张娟. 扩展版布罗塞特暴力风险评估量表的效度和信度[D]. 保定: 河北大学, 2016.

⑩ 吴宇飞. 中文版布罗塞特暴力风险评估量表的效度和信度检验[D]. 保定: 河北大学, 2015.

5.中国罪犯心理评估个性分测验(Chinese offender psychological assessment-personality inventory，COPA-PI)

中国罪犯心理评估个性分测验是由司法部监狱管理局、司法部预防犯罪研究所、中国心理学会法律心理学专业委员会和中央司法警官学院组成的中国罪犯心理评估系统课题组编制的。这是国内第一个从国情和犯情出发而自行研制，并拥有全国常模的罪犯个性心理特征评估的专用量表。COPA-PI 共有 122 个条目，包括 12 个维度指标(具体为外倾、聪慧、同情、从属、波动、冲动、戒备、自卑、焦虑、变态、暴力倾向和犯罪思维)以及 2 个效度指标(说谎、同一性)。目前，有较多学者依据 COPA-PI 进行了实证研究，发现其具有较好的信度和效度。[1][2][3] 陈淑玲等采用明尼苏达多相人格测验(MMPI)和 COPA-PI 分别对未成年犯的人格特征和犯罪个性心理进行了评定，结果发现未成年犯存在一定的人格偏移，并与多种犯罪个性心理的形成可能有关。[4] 范海鹰等利用 COPA-PI 和抑郁自评量表(SDS)对 200 名男性犯人的人格和抑郁的关系进行了研究，结果发现焦虑、聪慧、波动和同情这 4 个人格因子对罪犯的抑郁情绪有显著的预测力。[5]

6.巴斯—佩里攻击量表(Buss-Perry aggression questionnaire，BPAQ)

1957 年巴斯(Buss)和德基(Durkee)编制的巴斯—德基敌意评估问卷(Buss-Durkee hostility inventory，BDHI)是最早也是最常用的测评个体攻击性的量表。[6] 巴斯和佩里于 1992 年对该量表进行修订，增删了一些题目，并采用因素分析的方法编制了巴斯—佩里攻击量表(其中文版见附录6)。改进后的 BPAQ 包含 4 个维度，分别是身体攻击(physical aggression)、言语攻击(verbal aggression)、愤怒

① 林兆楠，董杰.症状自评量表、艾森克人格问卷及中国服刑人员个性分测验三个量表在男性服刑人员心理健康状况测量中的关联性分析[J].中国全科医学，2015，18(25)：3104-3108.
② 李杰.罪犯个性分测验在长刑犯中的试用报告[G]//中国心理卫生协会.中国心理卫生协会第三届中青年心理卫生学者学术研讨会论文汇编.北京：中国心理卫生协会，2012：84.
③ 孙多金.罪犯个性心理测量研究的新进展[J].中国司法鉴定，2003(3)：56-57.
④ 陈淑玲，庄永忠，祁冻一，等.金坛市未成年犯人格特征与犯罪个性心理的相关性[J].神经疾病与精神卫生，2015(4)：353-357.
⑤ 范海鹰，陈路，蔡晓领，等.男性罪犯人格和抑郁的关系研究[J].心理学探新，2011，31(5)：450-454.
⑥ BUSS A H, DURKEE A. An inventory for assessing different kinds of hostility[J]. Journal of consulting psychology，1957，21(4)：343-349.

（anger）、敌意（hostility）。① 其中，身体攻击与言语攻击属于攻击性的行为表现，愤怒属于情绪表现，而敌意则属于认知表现。该量表目前已经成为测定个体攻击性最权威的测评工具之一。国内的李献云、方承周等分别采用中小学生、大学生为被试对该量表进行了本土化修订，修订后发现量表具有较高的信度和效度。②③

（二）内隐测验法

采用内隐测验法可以测量暴力犯的内隐暴力态度，而内隐暴力态度体现的是个体无意识层面对待暴力的态度，测量的方法也是间接的方式，能更真实地反映个体的态度。下面以《暴力犯内隐暴力态度与暴力行为关系研究》一文为例，简要介绍暴力的内隐测验法。④

该文章选取南京某监狱暴力犯（犯罪类型主要为寻衅滋事、聚众斗殴、抢劫、故意伤害、故意杀人等）52 人，全部为男性，年龄在 20~45 岁，平均年龄 30.9±5.98 岁。根据研究需要，将暴力犯分为敌意性攻击型（故意伤害、故意杀人，共 27 人）和工具性攻击型（抢劫、寻衅滋事、参与黑社会性质组织、聚众斗殴、聚众扰乱公共秩序，共 25 人）两种。研究采用外显攻击性问卷测量外显攻击性，而内隐态度的测量采用格林沃德（Greenwald）提出的 IAT。在该研究中，研究者采用了两种 IAT 来测量个体的内隐暴力，一是"自我—暴力"IAT，二是"暴力—积极"IAT。具体而言：（1）"自我—暴力"IAT 测量个体对自身暴力性的评价，即把自我词汇和暴力词汇进行联结反应的快慢程度，在该 IAT 中，类别词为表示"自我"与"他人"的词汇，如"我""本人""他""他人"等，属性词为表示"暴力"与"和平"的词汇，如"搏斗""打架""合作""沟通"等；（2）"暴力—积极"IAT 测量个体对暴力的内隐态度，即把暴力词汇和积极形容词进行联结反应的快慢程度，在该 IAT 中，类别词为

① BUSS A H，PERRY M. The aggression questionnaire［J］. Journal of personality and social psychology，1992，63（3）：452-459.

② 李献云，费立鹏，张亚利，等. Buss 和 Perry 攻击问卷中文版的修订和信效度［J］. 中国神经精神疾病杂志，2011，37（10）：607-613.

③ 方承周. Buss-Perry 攻击量表在大学生中的修订与初步应用［D］. 重庆：西南大学，2016.

④ 云祥，胡建刚，杨建伟. 暴力犯内隐暴力态度与暴力行为关系研究［J］. 湖北警官学院学报，2014（12）：151-154.

表示"攻击"与"被攻击"的词汇,如"搏斗""打架""退缩""躲闪"等,属性词为表示"积极"与"消极"的词汇,如"荣誉""成功""愚蠢""笨拙"等。被试在电脑上进行操作,研究者获取实验数据,之后根据IAT的数据处理标准,将IAT效应和0进行比较,若差异显著,则说明IAT效应显著。IAT效应的值越大,说明被试的内隐暴力态度越强烈,即认为自我更暴力或对攻击评价更积极。

研究结果发现,两种类型的暴力犯在对暴力的内隐评价上,都认为暴力是积极的,且两者的"暴力—评价"IAT效应之间差异不显著;暴力犯的内隐暴力态度和外显攻击性相关不显著,"暴力—积极"型内隐暴力态度和敌意能有效地预测暴力犯犯罪的暴力程度。

(三)临床评估法

故意杀人的临床评估主要使用专门的临床评估工具以及临床访谈技巧与话术,通过临床评估工具对当事人进行初步评估,之后结合临床访谈的技巧与话术进行更全面的评估与诊断。其中,临床评估工具可以使用暴力风险评估量表-20、布罗塞特暴力风险评估量表、中国罪犯心理评估个性分测验、巴斯—佩里攻击量表等。临床访谈技巧与自杀的临床评估方法类似。进行故意杀人评估经常使用的提问如下:"你是否会把自己的不幸看成是别人造成的?""你仇恨这个社会或者社会上的一些人吗?""在跟别人交往时你是否容易产生冲动的攻击行为?""你是否认为只有用武力才能解决问题?""你曾经想过用什么样的方法来报复别人?""当你想教训他人的时候,你想怎样做?""你会不会想到整死他?""你还考虑用什么样的方式?""你考虑过哪个时间、哪个地点去弄死他?""你需要做哪些准备?""你是想一个人还是需要寻找帮手呢?"等等。

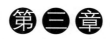

致命性心理危机前的干预

致命性心理危机前，是指当事人存在自杀意念、自杀意图或者故意杀人意念、故意杀人意图，但是并没有采取直接致人死亡行为的阶段，是干预的重中之重，因为这一阶段能最大限度地防止致命性事件的发生，减少相应的损失。本章第一节阐述了致命性心理危机前干预的价值和注意事项，第二节介绍了3种不同的个体干预方式，第三节分别介绍了自杀意念和暴力行为的团体干预方法。

第一节　致命性心理危机前的干预概述

一、致命性心理危机前干预的价值

致命性心理危机前干预的价值直接取决于致命性心理危机的特征。国内的何元庆、姚本先认为大学生自杀咨询存在自杀信息不完整性、不对称性的现象,学生自杀干预具有紧急性、实效性和风险性特征。[①] 本书认为致命性心理危机具有重要性、风险性和紧急性三大特征。

(一)重要性

致命性心理危机的首要特征就是重要性。致命性心理危机可以通过自杀或者杀人等方式,导致生命消亡。生与死是对立统一关系,斯多葛学派学者认为死亡是一生中最重要的事件。从个人肉体的存在看,生命对于每个人仅有一次,失去了就不再出现。从宏观系统的角度看,自然界的生灵是一个"生命共在"的系统,就是每个人的生命不仅与他人共在,也与自然界其他非人生命体共在。不仅如此,人作为万物之灵,还具有维护生态共生的责任,用海德格尔(Heidegger)的话来说,就是"此在(人)是存在的看护者",因此,我们的生命是与他者生命息息相关的。[②] 从社会治理的角度看,自杀尤其杀人是影响社会安定、和谐和发展的重要因素。因此,珍爱、呵护、善待自我与他者的生命是人类的重要共识。评估当事人是否有致命性心理危机是每一位心理咨询师的基本功。致命性心理危机的

[①] 何元庆,姚本先.学校心理咨询中的自杀干预特点、基础和程序[J].赤峰学院学报(自然科学版),2010,26(10):185-187.

[②] 张毅,刘魁.生命教育的现代性困境与本质回归[J].中国教育学刊,2018(3):30-36.

重要性,提示心理工作者在进行咨询、治疗等干预的时候,必须采用心理测试、精准问诊、临床观察等方式,要认真评估当事人是否存在伤害生命的可能性,当事人会在什么时候伤害生命、用什么方式来伤害生命等问题。

(二)风险性

风险性主要表现在两个方面。

一是干预者的疏忽和错误导致当事人出现自杀或者杀人、伤人,干预者容易产生内疚、自责感,甚至出现严重的心理创伤,且要承担相应的法律责任。1969年美国发生的塔拉索夫(Tarasoff)案就是一个典型的例子。[①] 塔拉索夫是美国加利福尼亚州某高校的一名女学生,同校的一名男生因追求她而不得遂起了杀心,并且将此事告知了他的心理咨询师。但是,心理咨询师并未明确地将此事告知学校和当事人,最终塔拉索夫在毫无防备的情况下被该男生杀害。塔拉索夫的家人起诉凶手的心理咨询师及其所在单位,因为咨询师没有告知塔拉索夫凶手声称要杀掉她的事实。加利福尼亚州高级法院经过两次审理后裁定认为,心理健康工作者有"责任警告并保护"潜在受害者免遭具有暴力倾向的当事人的伤害。为了保护当事人和心理工作者,职业伦理和相关法律对此均有明确规定。《中国心理学会临床与咨询心理学工作伦理守则(第二版)》第三条第二款规定:心理师应清楚地了解保密原则的应用有其限度,下列情况为保密原则的例外:(1)心理师发现寻求专业服务者有伤害自身或他人的严重危险;(2)未成年人等不具备完全民事行为能力的人受到性侵犯或虐待;(3)法律规定需要披露的其他情况。《中华人民共和国精神卫生法》第一章第十一条规定:国家鼓励和支持开展精神卫生专门人才的培养,维护精神卫生工作人员的合法权益,加强精神卫生专业队伍建设。第三章第二十八条规定:疑似精神障碍患者发生伤害自身、危害他人安全的行为,或者有伤害自身、危害他人安全的危险的,其近亲属、所在单位、当地公安机关应当立即采取措施予以制止,并将其送往医疗机构进行精神障碍诊断。

二是干预者在工作中,可能会受到当事人的人身攻击。有致命性心理危机的

[①] 伊丽莎白·雷诺兹·维尔福.心理咨询与治疗伦理[M].侯志谨,译.北京:世界图书出版公司北京公司,2010.

个案可能存在暴力倾向，在情绪失控时攻击甚至预谋攻击咨询师、治疗师。例如，2017年北京大学临床心理学家丛中教授被一位反社会型人格障碍的患者攻击，造成右手大拇指肌腱断裂。有研究指出，约有40%的精神科医生"在职业生涯中被攻击过，尤其是职业生涯早期"。为了创立一个更加安全的治疗环境，劳拉·盖特利(Laura Gately)博士提出如下建议①：（1）尊重与共情。对当事人要有发自内心的尊重和设身处地的理解，以减少攻击行为的发生。（2）筛查有暴力倾向的当事人。干预者可以通过对当事人做心理评估，判定其暴力倾向程度。在初始访谈过程中，可以更多地使用心理测试，如明尼苏达多相人格测验(第二版)以及其他暴力风险测评工具和临床测试。（3）开展办公室区域的疏散演习。可以预先制订疏散计划并与同事演练，以防止干预过程中当事人突发暴力行为。疏散演习的目标是要确保所有人的安全，并及时寻求帮助。（4）设置一个"警报室"。在办公区域内设置"警报室"，以方便工作人员撤退及电话寻求帮助。（5）为当事人准备储物柜。让当事人在等候室时将个人物品存于储物柜中，可以避免其在干预过程中贴身携带危险武器。（6）确保自己处于安全出口位置。干预过程中让自己位于靠近门口的位置，以便在危险发生时可以及时撤离。（7）设置"求救铃"，以便在危险情境中及时呼叫其他同事以寻求帮助。如果明确有严重的暴力风险，要保持办公室的门稍微打开，使其他同事在危险发生伊始就有所警觉。（8）允许同事在危险发生时及时打断治疗，这个时候假如攻击还没有发生，当事人只是"跃跃欲试"，另一个人的突然出现有时可以帮助他镇静下来。（9）工作室里避免摆放潜在的"武器"。不要在当事人伸手可及之处放置任何可能变为武器的物品，例如开信刀片或是压纸器，工作室内的椅子最好重一些，使得其无法轻易被举起成为武器。（10）避免在晚上独自工作，如果确实需要，一定要确保有第三者在附近。另外，必须学会自我防卫，在当事人无法镇静并开始出现暴力倾向时，迅速寻找借口离开咨询室。

---

① 丛中教授被暴力袭击之心理学家的自我保护[EB/OL].(2017-04-24)[2021-01-20].http://www.sohu.com/a/136024345_609818.

(三)紧急性

致命性心理危机是导致生命消亡的危机,具有紧急性。紧急之中仍有轻重缓急之分。如果当事人只是偶尔出现自杀的想法,没有具体的自杀计划和主动求死的迫切愿望或者表现出报复心理、愤怒情绪、攻击倾向,且并没有实施过暴力行为,可以给予一般的心理咨询与辅导。一旦发现当事人有即时自杀的冲动和可能,有伤害、杀害他人的计划和准备,就必须紧急启动危机干预程序,将当事人和潜在受害人的安全作为首要目标。所谓当事人和潜在受害人的安全,简单地说就是将对自我和对他人的生理及心理危险性降到最低。与重要性特征相一致,紧急性特征也要求心理工作者对当事人进行认真的评估与诊断。

致命性心理危机的重要性、风险性和紧急性特征直接凸显危机前干预在整个致命性心理危机干预体系中的核心地位。危机干预者将危机的致命性消除在发生之前,对于国家、社会、家庭和个人来说都具有重大的意义。

二、致命性心理危机前干预的注意事项

致命性心理危机前的干预跟一般心理咨询流程是一样的,如签订知情同意书、收集当事人信息、评估当事人的问题、制订并实施干预方案、总结与结束咨询。但是,致命性心理危机前干预与一般心理咨询的最大不同是必须将工作纳入危机干预的系统中,保证当事人的生命安全。为了达到这一目标,在心理干预中至少要注意以下两点操作。

(一)遵守保密例外原则

根据职业伦理的要求,干预者一旦评估当事人存在自杀或杀人的高风险可能性,就必须突破保密原则。在突破的实务操作过程中,干预者经常会遇到当事人不愿意配合的情况。究其原因可能是存在羞耻和担忧的情绪。羞耻是一种基于经验图式的包括认知评价和主观感觉在内的情绪或情感。它往往是一种负面的

体验,包含痛苦、尴尬、难堪等成分,可能促使个体逃避当时的尴尬处境,表现出更多的不适应性行为或行为倾向①。担忧是担心和忧虑,对情绪的唤醒具有抑制作用。因此,突破保密原则,干预者在构建工作同盟的框架下,首先要消解当事人的羞耻感和担忧。"正常化"是消解羞耻感和担忧常用的技术,如"当生活处在如此情况下,人们很可能会想到轻生(报复对方),请问你产生过这样的想法吗?""对很多人来说,将自己轻生(攻击他人)的想法告诉别人是一件很难为情的事情"。还可以尝试将当事人的羞耻感和担忧具体化、体验化,如可以进行类似的访谈:"你刚才说到了尴尬,能说得具体一些吗?""当尴尬出现时,你的身体层面上会出现什么反应呢?""请问你不愿意将自杀的想法告诉父母,你在担忧什么呢?""什么在阻碍你呢?"当了解了羞耻和担忧的内容之后,接下来是寻找解决的办法。比如,一位自杀当事人告诉干预者,他之所以不愿意跟父母说起此事是因为父亲是精神分裂症患者,母亲正在医院做心脏手术。这时候需要干预者充分共情和支持当事人,看到当事人的担忧是一种善良和孝顺的表现,然后再尝试寻找有没有其他可以告知的重要他人。协商突破的内容、范围和形式也有助于减少羞耻感和担忧心理。干预者要充分尊重当事人,平等讨论,没有必要将一切信息公开,要最大限度地保护当事人的隐私和个人尊严,争取当事人福祉最大化。必须突破的内容主要包括自杀者、杀人者或被杀者的姓名,发生的时间、地点、方式、风险程度,当事人的联系方式等;可以被告知的对象是当事人的直系亲属、单位负责安全的相关领导等;突破的形式可以是当事人、干预工作人员、部门领导等主体面对面或通过电话、网络、书信等媒介协商。其次,干预者可以利用反移情来工作。危机干预者可以将自己就突破保密原则中当下感受到的无奈、纠结、痛苦的感受表达出来,促发当事人情绪的转换和行为改变。比如,危机干预者可以说:"我现在很纠结,也很痛苦,一方面你不愿意我将你存在自杀想法的事情告诉你的父母,但另一方面从保护你的角度和我的职业伦理看,我需要突破保密原则。此刻我非常焦虑和担心,不知道该怎么办好,请问你听了我所说的有什么感受和联想?"有些当事人此刻会体验到危机干预者对自己的理解和困难,可能产生态度和行为的改变,积极配合干预者。最后,在前面两种操作都不能改变当事人的态度和行为时,危机

---

① 高学德. 羞耻研究:概念、结构及其评定[J]. 心理科学进展,2013,21(8):1450-1456.

干预者可以重申《中国心理学会临床与咨询心理学工作伦理守则(第二版)》第三条第二款规定和《中华人民共和国精神卫生法》第一章第十一条等的规定,强制突破。此时的突破要温和而坚定。温和表现在继续共情当事人的情绪情感,保护当事人的安全;坚定表现在启动危机干预程序,联系监护人、相关机构等。

(二)启动危机干预方案

一旦发现当事人存在致命性危险,就要启动危机干预方案。干预必须在保证生命安全的前提下才能开展,要为当事人构建坚实的治疗系统、支持系统、阻控系统、监护系统和追踪系统。

1.建立治疗系统

对有致命性心理危机的当事人应及时开展心理咨询和治疗。对于偶尔存在自杀意念且未有自杀计划者以及有报复心理和轻微攻击行为的当事人,在无神经症及更严重的精神类疾病的情况下,可以心理咨询为主。对症状较重者,必须将其转介到专业机构接受心理治疗,此时以心理治疗为主,心理咨询只能是辅助方式。症状特别严重的当事人需要立即住院治疗,最好待当事人病情稳定、完全达到出院标准后才能准许其出院。

2.建立支持系统

首先,对有致命性心理危机的当事人给予客观支持,在物质上给予直接援助,在环境上提供温馨舒适的场域。其次,给予当事人主观支持,社会上对当事人尊重、理解和信任,让当事人体会到人间的温暖;家人、朋友和干预者在精神层面上要提供心理支持,让当事人体验到被抱持涵容的感觉。

3.建立阻控系统

对于引发致命性心理危机的人、事或情境等刺激,危机干预者要协调相关部门进行及时阻断,消除其对当事人的不良刺激。对于可能被攻击的对象,应该进行有效的安全防护。当在心理咨询室里遇到非常严重的致命性心理危机的当事人时,在其危机尚未解除前,不能让其离开。对于正在发生的致命性心理危机,要安排训练有素的工作人员及时阻断致命行为,稳定当事人情绪。

4.建立监护系统

对于只是停留在想象，并无行动意向的轻微致命性心理危机当事人，干预者要进行重点关注，观察其言行举止；对于存在行动意向，尚未有行动决定的致命性心理危机当事人，干预者要进行密切监护，随时了解其言行举止；对于有行动计划、随时可能采取行动的致命性心理危机当事人要进行 24 小时监护，监护的房间内不能存在尖锐、锋利的器具，不允许存在绳子等物件，监护时要做到有两人轮流值班，当事人上卫生间要有人陪同。此外，监护人员应该接受过专业系统的危机干预知识与技能的培训。

5.建立追踪系统

在致命性心理危机当事人的危机解除后，也不可掉以轻心，要对其制订专门的追踪系统，提供持续的物质和心理支持，阻控可能诱发危机的人、事、物，建立定期回访制度，对其状况进行动态评估和诊断，逐步减轻监护等级。

第二节　致命性心理危机前的个体干预

根据危机干预的对象,可以将致命性心理危机前的干预分为个体干预和团体干预两种类型。个体干预是干预者与当事人建立一对一的干预关系;团体干预是在团体情境中,干预者向团体成员提供心理援助和指导。本节将介绍 3 种不同的个体干预方式,下一节介绍自杀意念和暴力行为的团体干预方式。

一、安全计划干预

安全计划干预(safety planning intervention,SPI)是斯坦利(Stanley)和布朗(Brown)在 2005 年为了降低当事人实施自杀行为的风险,专门为危机干预者开发的一套双方合作和协商的问题清单。[①] 清单主要包括潜在的应对策略以及当事人可能联系到的个人或机构的名单。整个干预包括 6 个步骤,在实施 6 个步骤前要对当事人进行全面的自杀风险评估。如果发现当事人有自杀风险,就可以按照步骤循序渐进地以合作的方式协商进行。但是,如果危机干预者发现情况危急,安全计划不能保证当事人安全,则需要立即启动紧急救援。

(一)安全计划干预的步骤

1.识别预警信号

制订安全计划的第一步是识别自杀即将发生的信号。这些信号可能是言语的、行为的、情境的或综合性的。言语线索:通过口头或者文字来表达。它们可能是直接的(如"我不想活了"),也可以是间接的(如"我对别人一点用处都没有"

---

① STANLEY B, BROWN G K. Safety planning intervention: a brief intervention to mitigate suicide risk[J]. Cognitive and behavioral practice, 2012,19(2): 256-264.

"你要好好活着")。行为线索:写遗书;经常搜集一些自杀方式的资料;经常徘徊于高楼、江河附近;令人无法理解地赠送礼物给别人;对别人无缘无故地致谢等。情境线索:涵盖范围非常广泛,如心爱的人死亡、离婚、失恋、家庭冲突、事业失败、身患不治之症等。综合线索:包括各种自杀性症状,如抑郁、孤独、绝望、缺乏意义感,以及对生活状况的不满等。自杀干预最有效的方法之一就是提前帮助当事人解决或缓解预警信号中呈现的问题。①

2.寻找内部应对策略

让当事人自己尝试处理他们的自杀想法是一种有用的治疗策略,哪怕只是暂时地消解了自杀想法。因为内部应对策略可以提高当事人的自我效能,有助于产生一种自杀冲动可以被掌控的感觉,降低自我脆弱感和对自杀念头的控制感。采用内部应对策略还可以分散当事人对心理危机的注意力,防止自杀意念升级。这些内部应对策略很多,如散步、听振奋人心的音乐、上网、洗澡、与宠物玩耍、锻炼、沉浸在自己的爱好中、阅读或做家务。内部应对策略的效果因人而异。因此,当事人可以选择适合自己的方式。选择合适的活动可以帮助当事人体验到一定的乐趣或掌控感,或提升他们对生活的意义感。当然,必须记住此类活动的主要目的是分散当事人对危机的注意力,在其产生内部应对策略之后,干预者要使用协作、解决问题的方法帮助当事人消除使用这些策略的潜在障碍或找到替代的应对策略。如果当事人仍然不相信他们可以在危机期间应用这些特定的策略,则应该制定其他策略。干预者要帮助当事人确定他们能够优先使用的策略,把最容易做或最有可能发挥效用的策略列在清单上面。

3.利用社会化策略

如果内部应对策略无效,不能减少自杀意念,当事人可以利用两种社会化策略:在他们的自然社交环境中与其他人交往(这些人可能会帮助他们减少自杀想法,并敦促他们去寻找新的生活)或接触健康的社会环境。在这个步骤,当事人需要求助个人(如朋友、家庭成员)或健康的社会环境(音乐厅、公益活动现场)。干预者应该建议当事人从社会环境、其他个体中寻找能够帮助其"分散注意力的对象",以帮助其从自杀意念中抽离出来。这个阶段中,当事人在与朋友或家庭成员

---

① 詹姆斯,吉利兰.危机干预策略[M].高申春,等,译.北京:高等教育出版社,2009:223.

交往时,不明确透露自己的自杀状态可能有助于分散自杀意念。如果当事人感到与其他人有更多的联系或有了归属感,自杀危机就可以得到缓解。

4.帮助解决自杀危机的社会联系

如果为了分散注意力而使用的内部应对策略或社会化策略对缓解危机没有什么益处,当事人就可能要选择告诉家人或朋友其正在经历着自杀危机这一事实。这一步骤与前一步骤不同,因为当事人明确地向其他人透露了自己可能存在自杀风险,需要支持和帮助来应对危机。干预者和当事人应该协同制订一个最佳方案,讨论先向谁透露,为什么向他透露,怎么透露,透露中可能会遇到什么样的阻碍,如何克服阻碍,还有哪些人也可以透露等,然后在清单上记下这些重要联系人的名字。

5.联系帮助解决自杀危机的专业人员和机构

安全计划的组成部分包括确定和寻求专业人员或其他临床医生的帮助。专业人员或临床医生的姓名、相应的电话号码、地点要列在清单中。如果先前的策略(即内部应对策略、联系朋友或家人)对解决危机无效,当事人就要联系专业人员或相关机构,以降低自杀的风险。安全计划清单还应包括在非正常上班时间也可以到达事发现场的其他专业人员。此外,还应列出当地 24 小时紧急救助电话或全国自杀干预电话。

安全计划强调当事人在危机期间需获得适当的专业帮助,并在必要时说明如何获得这些服务。干预者应该同当事人讨论与专业人员和机构联系以寻求援助的期望,并讨论这样做可能遇到的障碍或挑战。当事人有时可能不愿意与专业人员联系并告知其自杀倾向,因为害怕住院或采用他们不能接受的方法去救助他们。与安全计划的其他组成部分一样,干预者要讨论任何可能阻碍当事人与专业人员或机构联系的因素。只有当事人在危机期间愿意联系的专业人员,才可以纳入安全计划清单中。

6.方法的限制

安全计划的一个关键组成部分是消除或限制导致任何潜在的致命性危险的因素。干预者可以做的事情包括安全储存和分发药品,执行枪械的安全监管程序,或限制当事人获得刀具及其他致命性工具等。根据方法的致命性,被消除或限制的方式有所不同。一般来说,干预者应该询问当事人会采用什么方法,以及如何确保或限制这种方式的发生。例如：干预者可以询问当事人是否考虑采用跳楼的方法，怎么能够有效地控制住而不跳楼；对于杀伤力较低的低毒性药物，干预者可以让当事人找一位值得信任的家庭成员把药物存放在一个安全的地方。虽然限制使用致命性方法的紧迫性对于预防自杀至关重要，但是干预者也应该意识到限制使用一种致命性方法并不能保证当事人的安全，因为他可能会使用另一种方法。在安全计划中不仅要注意保障当事人的环境安全，而且要注意环境安全的时间长短（如 1 个月、2 周）。

（二）安全计划的实施

安全计划的实施应该与当事人以合作的方式进行。内部应对策略、外部支持和引发自杀冲动的信号是由干预者和当事人协商出来的，且在书面计划中要使用当事人自己的语言。这种干预的协作性对于制订有效的安全计划至关重要。一方面，干预者生成的应对策略列表可能不会对当事人有帮助，因为其不知道哪些策略对当事人来说是最有吸引力的。同样，"典型的"引发自杀意念的因素如果与个人无关，就不会产生作用。另一方面，当事人不能独自去辨认他的自杀信号和最好的应对方法。相反，干预者可以提供建议和支持方式，以帮助当事人完成干预。在安全计划完成后，干预者应该评估当事人对它的反应，以及其使用安全计划的可能性。在危机期间增强当事人使用安全计划的动机的一个策略是要求其确定安全计划中最有帮助的方面。如果当事人报告或干预者确定有不愿意或矛盾冲突的地方，那么干预者应该与当事人合作，以确定和解决使用安全计划的潜在障碍和困难。如果干预者有足够的时间，并且当事人愿意参与这项活动，那么安全计划就有可能发挥作用。一旦当事人表示愿意在危机期间使用安全计划，干预者就把原始文件交给他随身携带，自己则保存一个副本。干预者还要与当事人讨论当事人将在哪里保存安全计划以及如何在危机期间取回它。这可能包括制作多份安全计划的副本，以便保存在不同的地点，或改变安全计划的大小或格式，以便将其存储在易于使用的钱包或电子设备中。为了提升使用安全计划的可能性，干预者可以考虑安排一次角色扮演，通过扮演这个角色中，当事人会描述一个自杀危机，然后按照安全计划的详细描述，遵循每一个步骤进行练习。

(三)特殊环境和特殊人群的适应性

安全计划被开发用于提供紧急服务或急性护理服务的环境,如急诊室、创伤治疗部门、危机热线或医疗应急单位。此外,安全计划还可能被用作在门诊环境中对有自杀行为风险的个人进行持续心理健康治疗的一部分。在这方面,随着新的应对技能的学习、新的风险因素和诱因的识别或社会网络的变化,安全计划可能会随着时间的推移而修订。斯坦利和布朗认为安全计划在提供精神、医疗或心理社会服务的其他环境中都可能产生作用,例如精神病患者住院环境、军事或惩教环境。但是,对于这些环境,要承认安全计划自身的局限性,必须对其做出调整。相关机构的工作人员可能需要专门培训,以确定何时应鼓励或指导当事人遵循其安全计划,何时应实施预防措施以进行更高级别的观察或其他外部观察。

另外,安全计划干预的应用也会因群体而异。例如,在制订青少年安全计划时,重要的是确定可能成为安全计划一部分的关键成年人。协助青少年找到对他们产生平静和积极影响的家庭成员或其他负责任的成年人。一些家庭成员,特别是那些与青少年有频繁冲突的家庭成员,可能不是很好的候选人,无法作为安全计划的联系人。家庭成员也可以接受辅导,帮助青少年使用安全计划。此外,干预者还必须特别注意帮助青少年找到能够提供他们支持和分散自杀危机注意力的非家庭成员的联系人。

·典型案例·

安全计划干预在自杀未遂男性个案中的应用[1]

一个有着两个年幼孩子的 28 岁离异男性在自杀未遂后到当地医院急诊室进行自救。两个月前,在祖父死于胰腺癌后,病人变得抑郁起来。这位病人在祖父生病期间照顾祖父,由于缺勤过多而被解雇。在过去的一个月里,病人开始在当地社区精神健康诊所寻找精神科医生治疗抑郁症。

---

① STANLEY B, BROWN G K. Safety planning intervention: a brief intervention to mitigate suicide risk[J]. Cognitive and behavioral practice, 2012,19(2): 256-264.

在急诊室,精神科住院医生对其进行了评估,病人说他"感到沮丧",有时困惑"生命是否值得活着"。他描述说,他的抑郁症与祖父的去世和失去工作同时发生。最近,在和因为他没有工作而考虑分手的女友进行了几次激烈的争吵之后,他有了自杀的想法。在最后一次争吵之后,病人冲动地吃了4~6片(325毫克)对乙酰氨基酚并且喝了6杯12盎司①的啤酒。然而,在吞下药丸后,他立刻想到了两个年幼的孩子,意识到他不想死,于是来到了急诊室。他之前没有自杀企图,且无精神病入院记录。经临床访谈,住院医生发现病人情绪低落。病人报告说感到绝望,特别是在解决与女友的冲突和找工作方面,但他否认目前有任何自杀或计划这样做的想法。他对自己做出这一尝试表示遗憾,并说他意识到自己"永远不能这样对待自己的孩子"。他否认幻觉、妄想和杀人意念。对他的初步诊断主要是抑郁障碍和可能的酒精滥用障碍。他的血液酒精水平、对乙酰氨基酚和肝功能测试结果等均在正常范围内。这位病人报告说,过去有过"饮酒问题"的病史,但在自杀未遂之前,过去一年一直禁酒,并且发现戒酒互助协会(alcoholics anonymous meetings, AA meetings)是非常有帮助的。

住院医生向精神科主治医生咨询病人是否应入院接受精神病治疗或出院后转诊到当地精神卫生诊所。病人的自杀风险程度被确定为中等程度,但没有迫在眉睫的风险。根据会诊结果,病人出院了,并被安排第二天与他的精神科医生会面。病人同意参加每天的戒酒互助协会,并增加与他的戒酒互助协会赞助人的联系。病人对继续接受精神病治疗的态度是矛盾的,但他说他会参加预定的后续预约。虽然确定病人可以安全出院,但住院医生仍然对这种处置感到不安。

案例分析:这个病例说明了急诊室中经常出现的临床情况。正如大多数急诊室对自杀病人的访谈一样,互动的重点是自杀风险评估和治疗处置。斯坦利和布朗认为急诊室很适合实施非常简短的社会心理干预,这可能会增加该病人和类似病人的安全性,特别是在急诊室访谈和后续预约之间的间隔期间。本案例安全计划清单见表3-2-1。

---

① 1盎司约等于28.35克。

表3-2-1　安全计划清单示例①

安全计划
第一步:警告信号 1.自杀的想法和感觉毫无价值、毫无希望 2.强烈要求喝酒 3.与女友激烈争吵
第二步:内部应对策略——我可以做些不与任何人接触的事情分散自己的注意力 1.弹吉他 2.看体育电视节目 3.健身
第三步:能分散我注意力的人和社交场合 1.戒酒互助协会 2.乔·史密斯(表亲) 3.本地咖啡店
第四步:我可以寻求帮助的人 1.姓名:母亲　　　　　　　　电话:　　略　　 2.姓名:戒酒互助协会赞助人(弗兰克)　电话:　　略
第五步:危机期间我可以联系的专业人员或机构 1.临床医生姓名:约翰·琼斯医生　电话:　　略　　 临床医生呼叫器或紧急联系人电话:　　略　　 2.临床医生姓名:　　略　　　　电话:　　略　　 临床医生呼叫器或紧急联系人电话:　　略　　 3.本地医院急诊室:市医院中心 本地医院急诊室地址:　　略　　 本地医院急诊室电话:　　略　　 4.自杀预防热线电话:　　略
第六步:创建环境安全 1.在家里只保留少量的药片 2.不要把酒留在家里

---

① STANLEY B, BROWN G K. Safety planning intervention: a brief intervention to mitigate suicide risk[J]. Cognitive and behavioral practice, 2012,19(2): 256-264.

上述介绍的安全计划干预主要应用于自杀人群,本书认为该方法也可以运用于有杀人意念的当事人。笔者曾在一次针对有杀人意念的当事人的干预中使用过,从对当事人的追踪访谈看,当事人认为安全计划清单对他是有用的,让他发现了多种内在和外在的应对资源,特别是在整个危机干预过程中干预者对当事人的共情态度、合作性的协商让当事人感受到尊重,有自我掌控感,感觉到在实施杀人行动之前有了很多道防护墙,自我控制感得到提升。

二、双螺旋结构的心理治疗

瓦林(Wallin)博士在《心理治疗中的依恋——从养育到治愈,从理论到实践》一书中对双螺旋结构的心理治疗做了详细介绍,下面的内容是对此理论与实践进行的简要介绍。① 双螺旋结构的心理治疗可以用以致命性心理危机发生前的干预。

(一)理论基础

瓦林对鲍尔比(Bowlby)等的依恋理论进行深入研究后,得出了 3 条对心理治疗影响最深远、最有启发的结论:第一,共同创造的依恋关系是发展的关键情境;第二,前语言期体验构成了发展中自我的核心部分;第三,自我对于体验的姿态比其个人历史的事实更能预测依恋安全,而自我对于体验的姿态有嵌入、心智化和觉察三种基本类型。

嵌入(embeddedness),就是个体意识到、感受到和相信的是什么,个体就会简单地接受其表面意义。当个体嵌入体验时,就好像随着体验而持续,他与体验成为一体。嵌入有时是合宜的——例如沉浸在舞曲的欢快中;有时是不利的——例如沉浸在抑郁(愤怒)的情绪状态,看什么都是灰暗的,产生了自杀(伤人)的意念。自我一旦受到不利的嵌入姿态的限制,个体就会既没有动机,也没有心理空间来有目的地思考自身的体验,因为这时当事人不会感知到体验的性质是主观

---

① 戴维·瓦林.心理治疗中的依恋——从养育到治愈,从理论到实践[M].巴彤,李斌彬,施以德,等,译.北京:中国轻工业出版社, 2014:420-436.

的,此时未经调整的感受也淹没了当事人的思考。不利的嵌入姿态削弱了个体根据潜在的心理状态内隐地对体验进行反应的能力。当这种姿态成为默认的选择时,个体就处在"自动驾驶"中,并且过多地受过时的内在工作模式制约,受思考、感受和行动的习惯性模式制约,变成了"跟着感觉走"。所有的当事人都有可能时不时地嵌入体验中,有的严重不安全依恋的致命性心理危机的当事人甚至每时每刻都嵌入体验中。由于卡在这种状态中,对于体验唤起的感受,特别是痛苦体验唤起的感受,当事人很难有能力去识别、调节和有效地表达。

心智化(mentalization)是一种能力,是指能够理解自我和他人的心理状态的能力。它也是一种心理过程,具体是指能够感受自己并能够感受别人,能够理解别人的想法和感受。① 福纳吉(Fonagy)认为心智化能力的标志是"在这个过程中,我们认识到自己具有心智来调节我们对世界的体验"。心智化姿态为情感、认知和行为的灵活性创造潜能,主要是因为它让我们从多元的视角看待已有的特定体验,提高了先前存在的过时工作模式被更新的可能性,提高了习惯性模式被"去除自动化"的可能性。心智化让我们能够有意识地努力去弄明白我们的体验和对体验的无意识反应,这些反应是以感受、欲望和支撑它们的信念为基础的。心智化增强了我们识别和调节情感的能力,也就是说,帮助我们评估对世界的体验,并且根据这种评估指导我们以适应的方式来行动。

觉察(mindfulness)指的是就在此地,就在此时——能在这一时刻全然临在当下,能接受任何出现的体验,但又不为体验的任何特定方面所缠绕。觉察也是不带任何评判和评估地对体验的觉知。这种开放、警觉的存在状态和不加评判的觉知,通常是通过冥想来培养的。像心智化姿态一样,对体验的觉察姿态带来的好处很多。总体来说,觉察练习帮助我们调整对困难的感受,减少自我强加的痛苦,使我们能更有技巧地应对生活的挑战,更深刻地体会生命赋予我们的喜悦。对于觉察的效果,人们有不同的解释。在生理水平上,觉察练习减少了诸如恐惧和愤怒等以杏仁核为基地的情绪所引起的自主反应以及交感神经系统的过度唤起。在心理水平上,它似乎促进了平和、自我了解和自我接纳,也促进了对思想和感受的习惯性模式的去除自动化。随着时间的推移,觉察可能帮助我们创造安全基

① 王倩,杨蕴萍.心智化能力测评技术简介及其应用研究[C]//中国心理卫生协会第六届学术研讨会暨第二届全国心理咨询师大会论文集,2011:15-18.

地。最后,觉察还可以强化共情。

觉察和心智化姿态有助于个体认识到心理状态只是心理状态,是主观的而不是客观的,是流动的而不是固定的,是我们拥有的而不是等同于我们自己。简而言之,觉察和心智化都能作为嵌入过程的解药发挥作用,两者如同一个双螺旋结构——是一对会部分重叠在一起的螺旋体,既有汇聚,又有偏离,周而复始。觉察和心智化对体验的认识和反应方式截然不同,但又互为补充和相互交织,而且双方彼此增强:"领悟带来平静,而平静带来领悟。"两种姿态都能提高干预者的能力,从而帮助当事人更有效地调节情感、感受自己的执行力。同时,二者都能提升我们的觉知和内在的自由。因此,致命性心理危机前的干预的重要工作就是培养当事人的心智化和觉察能力,更新当事人过时的工作模式,减少其"自动驾驶"的概率,将其从嵌入状态中带出来。

(二)心智化和觉察的培养

1.心智化的培养

培养当事人的心智化能力关键在于干预者的心智化能力。当干预者对体验可以产生多样化的观点,而不是嵌入唯一的观点的时候,当干预者能把内在现实和外在现实联系起来,而不是将它们彼此等同或者解离的时候,当干预者可以根据潜在的心理状态理解彼此和他们自己的时候,那么,干预者就能够帮助当事人开始做同样的事情。

提升当事人的心智化能力首先要准确评估当事人现在的心智化能力,及其目前暂时所处的体验的主导模式(心理等同、假装或者心智化)。一般来说,在当事人的心智化能力比较强时,向他们提供另外的可供选择的观点或解释是最有用的。对于心智化能力比较弱的当事人,要帮助他们识别出行为背后的感受,以及这些感受所处的情境,干预者要澄清当事人的主观体验,并对他们的主观体验进行镜映、共情。当当事人嵌入单一的想法不放时,瓦林还使用反移情来工作,比如,他说:"在现在的谈话中,我感到被撕扯开了。一方面,我想要你知道我理解你的想法很重要,我理解现实层面里你的痛苦;另一方面,我又有另外一种想法,但是我担心如果告诉你这个想法,你可能会觉得我没有听到你在说什么,或者我没有真正地跟你在一起。所以,我不知道该怎么进行下去。"对于把自己的感受和信念等同于现实和真理的心理等同模式的当事人,干预者要做的就是提供两种观点:这是"真的",同时又是"假装的"。干预者支持当事人保留自己体验的能力,而且,干预者需要呈现出另外可供选择的观点。对当事人每时每刻的转换,干预者要坚持不懈地努力给予关注、命名和探讨,在这个过程中,当事人把感受和信念简单等同于事实的倾向就有可能被解除。对于将内在世界和外在世界脱钩,擅长把沉重的现实搁置一边的假装模式的当事人,干预者要明白让这样的当事人去体验深层的感受是异常艰难的,干预者必须跟随情绪这条主线,把当事人的注意力拉到感受(这些感受是他们不会轻易暴露出来的)的层面上。

2.觉察的培养

培养觉察力先从心理干预工作者自身开始。干预者的觉察力提升了,被干预者的觉察力才有发展的基地和空间。就干预者而言,可以培养觉察力的方法有:冥想练习、聚焦于身体体验、停止行动、每次只聚焦一件事,或者甚至想象活着的时间只剩下会谈的 50 分钟了。

瓦林推荐的冥想练习通常是安定地坐着进行的,闭上眼睛,开始时把注意力放在连续的一吸一呼上,定位自己的觉知。随后,个体观察自己的想法、感受、身体感觉和感官印象,这些会自发地出现,而且"劫持"个体的注意力,以至于个体暂时失去对当下时刻的有意识的觉知。最后,个体会注意到自己已经"消失"在全神贯注的想法、感受或感觉中,在温和地让注意力回到呼吸和觉知之前,个体的任务是对那些打断他们的体验(僵化的思维或持续某种强烈感受)"贴上标签"。一个训练有素的干预者在静坐时,与别人互动时,均可能随时随地临在当下,对觉知进行觉知。

上述对干预者的训练方法也适用于当事人。干预者在针对当事人进行工作时,首先要用提问和观察把他们拉到此时此刻的体验上:"这一刻你感觉到了什么?此刻你身体上的感觉是什么?你现在想为自己要点什么?你现在想从我这儿得到什么?刚才眼泪从你的脸颊流下来的时候,我看见你握紧了右拳,同时闭紧了嘴巴,这意味着什么?"其次对当事人当下体验的接纳进行干预,识别阻抗、理解阻抗、面对阻抗,按照体验的原本样子去观察。最后,干预者根据自己从觉察获取的领悟来进行干预:"你能一直停留在当下的感受中吗?你觉察到你的感受有哪怕一点点的改变吗?"

心智化与觉察帮助当事人放弃了自杀意念

艾伦是一位被父母的忽视和虐待创伤的女性,在她很小的时候,父母要求她不仅要照顾弟弟妹妹,还要照顾父母双亲。她因被抑郁和自杀困扰前来进行心理治疗。①

1.个案治疗的过程

艾伦的治疗历经 7 年,每次会谈前,瓦林和艾伦都要进行几分钟的冥想。治疗前期,瓦林被艾伦自杀的威胁和举动、深更半夜的电话、找警察、找医生、收治住院等多次折磨,在采用双螺旋结构的卓有成效而又有挑战性的工作中,瓦林与艾伦逐渐形成了信任关系,艾伦开始深深地依恋瓦林,瓦林也对艾伦产生了深厚的情感,也就是说两人建立起了安全型依恋关系。

治疗最为艰难的主题是依赖,即谁会来照顾谁。艾伦成年后,她永远不变的工作职责是让别人依赖她,她感到自己不得不去照顾别人。这个角色在她很小的时候就被父母固化了,按理说,父母当时应该照顾她才对,但实际上正好相反。治疗中的一个核心冲突是艾伦一方面像一个落水的女人却拒绝被救助,另一方面在无意识层面中又渴望被拯救,想要依赖瓦林。

2."方向盘后面没有人"(这是一次会谈对话记录的标题。为了忠实于原作,我们将这次会谈文本复制下来,这段文字包含 15 小节,下面文字中的"我"指的是瓦林)

(1)在一次会谈时,艾伦说她知道我感觉到治疗里已经发生了重要的事情,但是她不太确定。她要求我再解释一下我是怎么想的。

(2)我回应说:"我相信你记得那次会谈,我告诉过你我的一个意象,我牵着你的手把你带到一个更好的世界里,我设法以这种方式来'拯

---

① 艾伦的案例是在《心理治疗中的依恋——从养育到治愈,从理论到实践》一书的第十五章和第十七章中介绍的。原书比较详细地介绍了采用双螺旋结构开展的六次会谈的对话记录,本书选择其中两次会谈进行分析,案例的详细内容请参阅原著。

救'你。我有个猜想,你希望事情会这样发生,这让你想要跟我一起工作,一起理解是什么让自己这么挣扎,就变得有点儿难。我反而认为,某种程度上,你能够得救的希望就在于,通过跟我在一起,通过在这儿体验跟父母在一起时体验不到的东西——所有你成长所需要的爱和关怀,感受到安全和强壮。"

（3）当她说她知道我有这个想法,但是不知道这个想法是否真实时,我很坚持。"我们已经不止一次讨论过,你有多不情愿跟自己的感受待在一起,多不情愿去了解它们,也不愿意跟我一起用语言描述他们,哪怕至少只是上手试一试。"

（4）这个想法她接受起来没有问题。"我不仅是不情愿而已——我对关注自己感受到什么是很明确的反感的。"长时间的沉默。"所以,你提到的那个部分看上去是真的。"又一次沉默。"就是觉得好难啊。"沉默。

（5）"那感觉好难又是什么样子?"

（6）"这让我好紧张。好像有件事我能做但是没有去做。可是如果我无法相信它会让我有所不同,我干吗要去费这个劲儿呢?对我来说太晚了,没有理由再去希望。我并不觉得我还有未来。看上去好像要做这么多的工作,唯一的目的就在于我是否能看到我前面还有未来。但是,我看不到。"

（7）听到这句话,我也有一种毫无希望的感觉,好像无论我说什么,都不足以影响到她。我再一次认识到,对艾伦来说,要她调用自己的资源有多么困难,也许这就是不可能的,我感觉我自己在沉下去——直到自然而然地,我脑海里出现一个画面:艾伦正坐在一辆汽车的驾驶座上。

（8）"刚才当你说你无法看到前面还有未来,我心里有个画面,是你坐在一辆车的驾驶座上。而且这辆车没有开动。你在驾驶座上,但是你觉得不愿意,或者也许就是没有能力,真的去把握方向盘。用你的话来说,就好像你已经有了'一个明确的反感',讨厌透过挡风玻璃去看你前面有可能是什么。当你既没有往前看又没有往后看的时候,显然,要去开这辆车会很危险。实际上，你也许想要另外一个人来掌握方向盘，这样的话，你确实还有可能安全到达一个地方。"

（9）"我不想开车，你说得对……我想要其他人把我送到那儿。"她用一种很特别的语调说，而且脸上的表情看上去在轮流表达着愤怒和耻辱，她觉得有权利表达要求其他人开车的愤怒，以及她有把这样一种渴望说出来的耻辱。

（10）感觉到她那种痛苦的双重感觉，我说："我知道，当然，你想要这样。我想你一定既感觉到你值得这样，也感觉到你想要这样是一件丢人和屈辱的事儿。"

（11）"我太害怕往前看了，前面太凄凉了，而往后看也觉得天塌地陷。我已经这么长时间都不去看了。"她的眼泪流出来了，"事情只会越来越失控。在我垮掉之前我一直在开车，我一直在控制。但是，从那时候起，我好像就一直在等着并盼望着另外一个人能接手。"她显然正在跟自己的感受搏斗。

（12）我说："我不想接手。但是，我想坐在车里，坐在你旁边，有一点儿像你正好又开始开车了，而我在这儿能帮你看看路，也能看着后视镜。"

（13）"但是如果我去看，如果我真的开始关注我感受到什么，想些什么，那肯定会有太多的东西，我知道会是这样的。"

（14）"我想你是在害怕自己没有能力去踩刹车。"

（15）关于她能够用哪些方式踩刹车，我们讨论得相当详细：在心里想象一个安全的地方，注意自己的呼吸，像我们每次会谈的那样去冥想。当这次会谈快要结束的时候，她告诉我，她总是会做一些跟车有关的梦。还是小女孩的时候，她会梦到自己坐在汽车后排座位上，惊恐万分，因为方向盘后面没有人。长大成人后，她现在会梦到自己一个人在车里，但是没有办法让自己坐到驾驶座上。

瓦林与艾伦的主体间互动是建立在安全依恋的关系上的。第1节，艾伦主动要求瓦林解释一下他关于"治疗里已经发生了重要事情"的感觉,这是一种积极探讨自我心理状态和治疗师心理状态的行为,间接见证了艾伦的成长。第2节,瓦林既表达了自己想用不同于艾伦父母对她的方式来"拯救"她,又猜想了艾伦"有点儿难"的矛盾心态。这是一个典型的心智化的示范。第3节,艾伦表达不知道这个想法是否真实时,瓦林果断指出"不愿意了解,不愿意描述,不愿意跟感觉在一起"是艾伦习惯化的思维模式,表现为否认、隔离的防御机制,这也有利于当事人的心智化发展。第4节,艾伦进入自我体验和自我反思的觉察状态,这一节有3次沉默,说明瓦林为艾伦营造了一个安全、自在的心理空间,艾伦可以充分体验、识别和连接自己的情绪和心理状态,因为沉默有助于增强调节情感和心智化的能力。第5节,瓦林引导艾伦去描述、去具体化"感觉好难"。第6节,艾伦描述了"我能做但是没有去做",对"感觉好难"进行了细致描述。第7节,觉察和心智化的重叠、交织。从严格意义上说,治疗中觉察和心智化是没有办法截然分开的,两者总是你中有我、我中有你,瓦林觉察到"毫无希望""沉下去""坐在汽车驾驶座的画面",同时这些也正是瓦林的心理状态。第8节,瓦林描述了意象的画面,心理治疗以隐喻的方式启动。开车的意象象征了此时此刻艾伦真实的心态——不想去掌握自己人生的方向盘,希望有人帮她开车,她想依赖治疗师,描述的是心智化的过程。第9节和第10节展现了瓦林对非言语体验的敏感和关注,通过语言表达将内隐的感受提升到外显层面,当事人的感受浮出水面,并被识别、命名。第10节也是恰到好处的镜映,通过瓦林的描述,让艾伦更加清晰地认识自己内在愤怒和耻辱的情感世界。第11节,艾伦描述了自己害怕的情绪和"有人接手"这一永无止境的期待。第12节,瓦林在这个游戏世界中既用"坐在你旁边""帮你看看路、看着后视镜"来共情艾伦,又提供了"不想接手"的想法,有利于促进艾伦的心智化成长。第13节,艾伦表达了自己的担忧。第14节,瓦林反馈了他理解的担忧在哪里。第15节,瓦林介绍了用冥想的方法来构建安全基地。艾伦报告了自己做过的关于车的梦,这些梦与方向盘相连接,艾伦似乎形成了连贯的自传式叙事的雏形,心智化和觉察力一直在发展。

3."站在十字路口"（这是又一次会谈对话记录的标题,这次的记录共有 16 小节）

（1）在几次会谈之后,当我们一起冥想的时候,有一个想法——事后回想,其丰富的含义太明显了——在我头脑里出现:我自己要在那个方向盘上少花些时间,好让艾伦去体验她自己的执行力。我很安静,而且这种状态有些特别,艾伦先开口说话了。当她说她感觉很累时,我问她现在在这里很累,对她来说是怎样的。

（2）她缓慢而安静地说:"感觉上是混杂在一起的……感觉到安全和舒适。我喜欢可以只坐在这儿……但是,我也觉得我今天想要去到一个什么地方。"

（3）听到这也许是执行力有些轻微的骚动,我没说话。我把注意力放在自己的呼吸和身体的内部,也把同样多的注意力放在她的言语表达上。我感觉平静,处在当下,而且与平时相比,要去做些什么的压力小多了。我觉察到自己的腹部随着一呼一吸起伏着。我好像有一种从自己身体内脏反应上已经理解了她的感受,而且为她留出了空间。

（4）在想法与想法之间略作停顿,她说:"我累了是因为我的各种想法像在赛跑一样……我的头脑总是从一件事情跳到另一件事情上……我不断地用无关的想法分散我的注意力,这样我就不用跟那些内心真正发生的事情待在一起了。"

（5）"我是跟你在一起的。我知道当我难过的时候,我脑子里那惊慌失措四处奔跑的体验。好像我在寻找安全的地方,或者是理解,或者是结论,或者是框架。"

（6）"但是,你可以看到你的想法。我就是从我的想法里跑开了……总是从我的体验上转身离开。"

（7）"如果你能转过身来面对它,你会做得更好,我这么想。然后我把注意力又一次引向内在,去关注自己身体呼吸的体验。我刚才并没有想去弄明白什么。我感到平静和开放。"

（8）在一段长长的沉默之后，艾伦说："我感觉我好像是站在一个十字路口……但是我不能很好地确定那是什么。"

（9）我打破了另一次长时间的沉默，说道："似乎你觉得是在为某个选择或者某个方向而挣扎。"

（10）"我挣扎着想放弃那个我会杀了自己的念头。"

（11）我深深地叹了口气。

（12）"而这太难了……放弃这个想法太难了，因为那曾经是我唯一的安全感，那曾经是我可以依靠的……我唯一一直想要的就是要感到安全，而我的生命中好像没有任何地方能够让我感到安全……但是，想要相信我的孩子们，他们成年后会对我自杀这件事都能挺过去，这一点变得越来越困难起来了。"

（13）"告诉我是不是这样。我有种感觉，你越来越能替他们设身处地地着想了。你在想象你的自杀对他们来说会是什么样子。而且，当你想象的时候，就不可能还继续相信，这不会带来巨大的和极其毁灭性的影响。"

（14）"是这样的，而且我也想到你，但是对我感受到的东西我不知道该怎么做。我能用我在这儿学到的，当我处于惊恐之中时告诉自己，这会过去的。但是，就好像我缺少了某些东西，我大脑里的某些部分，或者某些思考自己体验的能力，某些领悟。"

（15）"我并不认为你缺乏这种能力。我认为你是缺乏练习。而且，当你害怕关注自己的感受会让你被感受完全淹没的时候，想要去练习是很困难的。"

（16）"但是，我也已经体验过，当我谈论感受之后离开这里时，并没有感到天塌地陷。"在这次会谈快要结束时，一些清晰的东西浮现出来，艾伦觉得自己所处的十字路口，代表着令人不安的可能性，不仅有放弃自杀带来的所谓"安全感"的可能性，也有决定活下去带来的可能性。而且，这个选择引发了她要把自己放在方向盘后面的恐慌，同时也召唤了某种勇气，让她主动面对自己的体验，而不是转身离开。

在这次访谈的第 1~8 小节中,瓦林基本没有说话,他更多的是运用觉察来觉知自己和艾伦的心理状态。觉察具体体现在第 1、3 和 7 小节中。在第 1 节冥想中瓦林意识到"自己要在那个方向盘上少花些时间,好让艾伦去体验她自己的执行力",接下来瓦林退下来,用接纳、平静和开放的心态去倾听,艾伦在充足的心理空间中自由描述、联想、感受,直到她发现自己"好像站在一个十字路口"。这 8 节清晰地示范了治疗师如何采用双螺旋结构进行觉察,觉察可以是每次会谈前做的 5~10 分钟冥想,也可以是在治疗中被强烈的感受、僵化的思考或自身的想法所劫持时把注意力引向内在,全然临在当下,去关注身体的一呼一吸。第 9 节,瓦林尝试澄清此时此刻艾伦的心理状态。第 10 节,艾伦回应,挣扎的是想放弃自杀的念头。第 11 节,瓦林用"深深地叹了口气"来镜映艾伦的内心感受。这种用非言语行为镜映言语行为的方法可以深刻地共情当事人。第 12 节,艾伦似乎在哀悼放弃自杀的念头,因为这个念头曾经是她生命中"唯一的安全感",在充分描述、表达、分享自己的心理状态后,艾伦自发地进入"假装"世界,假定自己自杀后,孩子们对自杀的反应。第 13 节,瓦林继续尝试解读此时此刻艾伦的心理状态,并且对她"越来越能替他们设身处地地着想"给予积极认可。第 14 节,艾伦的回应既蕴含着"我能用我在这儿学到的"积极的转变力量,又表达了自己"缺少了某些东西"的担忧。第 15 节,瓦林将艾伦认为缺少的能力转化为"缺乏练习",唤醒更多的正向能量。第 16 节,艾伦的"当我谈论感受之后离开这里时,并没有感到天塌地陷"的表达是对治疗师瓦林的认可。在这个安全基地,瓦林引导艾伦去感受、识别、命名、描述、分享自己的内在世界,提升了艾伦心智化能力。

在上述案例中,瓦林采用双螺旋结构的心理治疗法和艾伦历经 7 年,消除了艾伦自杀的习惯性思维模式的嵌入,使当事人提升了心智化和觉察力,形成了新的内在工作模式。

三、自体心理学的理论与应用

自体心理学是科胡特(Kohut)在 1977 年提出的,后来史托罗楼(Stolorow)参与到科胡特的团队中,认为治疗师的主体性会呈现在临床治疗的互动过程中,临床过程是双元心理学的过程,持有此观点的理论被称为主体间性学派。史托罗楼的主体间性学派思想影响了很多后继的自体心理学家和精神分析家。主体间性思想在北美等地区呈现出多元化的发展,出现了关系自体心理学、本杰明的双元主体间性、波士顿小组和复杂性理论。这些理论认为应该将临床治疗过程中的关系性体验作为精神分析和心理治疗的核心,因此这些学者的理论被称为关系性精神分析。① 本书主要介绍科胡特的经典自体心理学和史托罗楼的主体间性学派的部分观点。

(一)理论基础

自体心理学认为来访者之所以会出现问题,从根本上说是来访者的自体客体关系体验不足,自体客体需要受挫后形成了反应性的自体保护模式。这里的自体客体是"我们对另一个人的体验维度,关联于这个人所具有的支持我们自体的功能"。自体客体需要主要包含镜映自体客体需要、理想化自体客体需要和孪生自体客体需要。镜映自体客体需要是指个体需要感到被肯定和被认可、感到自己是被接受和被欣赏的,特别是当个体展示某些有关自身价值的事物的时候,科胡特认为镜映是"母亲眼里的光芒"。理想化自体客体需要是指个体需要与其钦佩的人相连接,从而感到一种平静、抚慰、安全、有力量和有激情的体验。科胡特认为理想化自体客体需要是渴望加入钦佩形象的力量和稳定之中,特别是在个体沮丧和恐惧的时候。镜映自体客体需要和理想化自体客体需要的根源是原发自恋。根据原发自恋的理论,婴儿早期体验到与母亲是共生的,此时婴儿具有全能的控制感,但随着身心的发展,一体感逐渐消退,孩子希望通过形成夸大自体和理想化

---

① 王婧. 自体心理学在中国的传播和发展[J]. 心理学通讯,2022,3(4): 244-251.

双亲影像来部分保存早期的一体感。夸大自体是一种全能完美的自体影像或自体感,而理想化双亲影像则是感觉父母双亲是全能完美的。孩子通过投注这两种完美影像,可以在母—婴二元关系中部分保存原始的一体感和全能完美感。因此,镜映自体客体需要对应的是夸大自体,理想化自体客体需要对应的是理想化双亲影像。孪生自体客体需要是一种基本的相似性体验。科胡特认为:"从出生到死亡,需要体验到基本的相似性。"[1]

史托楼和他的同事们认为来访者的问题起源于孩子和双亲的主体结构之间的严重断裂和不同时性,孩子的发展需要或自体客体需要无法从双亲那里得到足够好的回应。如果双亲不能调整自己去适应发展中的孩子不断变化的需要,那么为了维持所需要的关系,孩子将调整自己去适应实际的现状,结果就发展出问题组织原则(如我是不可爱的,我是无能的,人善被人欺、马善被人骑等),这些原则无视外部现实给出的信息,无意识地编辑出相对恒定的脚本,造成来访者在寻找和创造个体需要并渴望自体客体体验方面出现困难与障碍。[2]

(二)治疗策略

科胡特认为理解和解释的策略性交替使用是精神分析推动治疗过程的两种方式。在理解阶段,治疗师以共情—内省的方式收集来访者信息。共情—内省强调从个体内在主观的参照系去理解来访者的精神现实,而不是从外部的视角去理解来访者。这样的工作方法改变了治疗师对来访者的基本体验,即来访者不只是可以被观察、被测量的个体,还是一个具有主观体验过程的人。来访者主观体验的核心就是自恋性需要(科胡特后来称之为自体客体需要),即个体想要获得情感的共鸣性回应和同调的需要。这些需要在治疗中经由萌芽、生长、破裂到修复,即科胡特所说的"恰到好处的挫折",个体的自体感增强,逐渐感受到一个可以被自体掌控的精神现实,由此发展出各种自体—安抚的能力,这个过程被称为转变内化作用的过程。在解释阶段,治疗师通常可以采用两对诠释来帮助来访者修通:(1)动力学诠释和起源学诠释。动力学诠释,即使用来访者在移情过程中体

①② 彼得·A.莱塞姆.自体心理学导论[M].王静华,译.北京:中国轻工业出版社,2017:10.

验到的复苏的发展需求来解释当事人现在的情绪反应。起源学诠释,即考虑来访者早期的生活经验,并用以解释目前移情产生的根源。(2)前缘诠释与后缘诠释。前缘诠释要充分体现来访者的挣扎、尽力获得或维持的自体—体验特征以及正在逐步展开或发展的移情面向、来访者生活中的进展。后缘诠释要呈现潜藏在来访者动机和防御之下的动力性的和历史性的基础——换言之,来访者为什么会有特定的欲望并展现他特定的自体—保护和应对方式。科胡特认为诠释有助于加强来访者和治疗师之间共情联结的信任,深化来访者对自己的共情理解;诠释还有助于使来访者以一个持续的方式去思考自己的移情作用经验的意义。

主体间性理论强调在精神分析治疗中的两个首要原则。第一,治疗的基本目标是来访者主体世界的展开、阐明和转化。因此,在治疗中治疗师"诠释阐明病人的无意识组织活动"是转化的重要途径。第二,治疗催化的转变过程和它们不可避免的脱轨,总是发生于一个特定的主体间系统内。因此,治疗过程中治疗师要立足于通过持续的共情探索促成主体间情境,来访者在这个情境中越来越期望自己的感受和体验能够被理解。这个期望反过来鼓励来访者发展并扩展其本身的自体—反思的能力和逐步表达更脆弱、更防御的情绪生活的能力。持续的共情探索的立场对建立并逐渐增强与治疗师自体客体移情联结是促进治疗转化的关键。

· 典型案例 ·

关于马加爵的自体心理学分析

马加爵,男,云南大学生命科学与化学学院生物技术专业 2000 级学生。2004 年 2 月 13 日到 2 月 15 日,他先后杀害 4 名大学同学。据马加爵供述,自己因为和同学邵某打牌发生口角,因此怀恨在心有了杀人动机。同学龚某没有参加牌局也被杀害,是因为邵某在争吵过程中对马加爵说:因为你人品不好,所以龚某生日没请你。马加爵由此起了杀心,将龚某杀害。此外,唐某与马加爵没有任何过节,只是因为那几天一直借住在马加爵的宿舍中妨碍了他杀人,所以第一个被杀害了。而同学杨某被杀是因为去宿舍找邵某,当时马加爵正在处理杀死邵某留下的血迹,担心事情败露,所以将杨某杀害。最终,马加爵被判死刑并被依法执行。

1.案例分析

马加爵杀人的原因可以从第一章关于故意杀人的相关理论中寻找到不同的解释视角。比如,从心理学的视角看,马加爵杀人可能是他的死本能、攻击本能指向外部客体的结果;是他在遭受挫折后的行为反应;是自卑情结导致了他采用过度补偿的方式;是邵某的攻击行为激怒了他而产生的报复行为。从社会学的视角看,马加爵出现杀人行为可能与模仿、社会学习以及社会信息加工模式有关,而且这种行为方式很早就有了迹象,比如马加爵早在初中时父母的吵架中,就产生过要杀死父亲的想法。

从经典自体心理学理论看,马加爵的自体客体关系体验不足。首先,他的镜映自体客体需要没有得到满足,可能在他成长的过程中父母对他的肯定、认可、接纳与欣赏是不够的,他也许曾经向父母展示过"我很厉害"的一面,但往往被忙于生计的父母忽视了。这方面的假设来源于三个方面的资料。(1)马加爵是一个内心自卑的人,比如他在自述中说:"我虽然是大学生,我却绝不能与十哥相比……很多人比我老练,让我很自卑……"这说明他的夸大自体在小时候可能没有被合适地镜映,而是被压抑或者隔离了,因此容易出现自卑心理。(2)马加爵上初中时得了很多奖状,但是他却不会将自己这些喜报跟家人分享。(3)他杀人是极端自恋性暴怒的表现。自恋性暴怒是一种报复他人,让别人收回冒犯的冲动。具有自恋倾向的人会将"敌人"体验为一个夸大自体"难以驾驭的"部分,并期望对其具有完全的控制。因而"我打牌没有作弊,是邵某在冤枉我!"的愤怒最终成为马加爵杀人的导火线。其次,他的理想化自体客体需要也没有被很好地满足,因此当他处在负面情绪状态时,很难寻找到一种让他能够释怀的平静的安抚力量。这方面的假设来源于两个方面的资料。(1)马加爵缺少情绪调节能力,只是学会了被动地"忍",心中压抑了巨大的仇恨。小时候由于跟奶奶争电视频道看电视而得不到满足,就在日记上连写几个"恨"字。15岁时,因听见父母争吵,就想用刀将父亲杀死,但最终忍气吞声。(2)跟父母的沟通很少。

他没有和父亲有过一次长久谈话,只是在大一时给家里写过一封信,也不给家里打电话,寒暑假不回家和父母团聚,过年也不回家,而是留在学校打工。另外,他的孪生自体客体需要也没有被满足。这方面的假设也来源于两个方面的资料。(1)他是孤独的。在读书期间,他是孤僻的,没有什么朋友可以共享内心的秘密。在中学日记的扉页上摘录了巴尔扎克的话"在各种孤独中间,人最怕精神上的孤独"。(2)自己认为的好朋友却说他人品不好。马加爵自述道:"我很痛苦,我跟邵某很好,邵某还说我为人不好。我们那么多年住在一起,我把邵某当作朋友,真心的朋友也不多。想不到他们这样说我的为人。我很绝望,我在云南大学一个朋友也没有,我在学校这么落魄,都是因为他们这样在同学面前说我。"自体客体关系体验不足导致马加爵内心空虚,寻找不到生命的意义。从主体间性理论来看,马加爵在成长的过程中因为需要不能被满足,只能调整自己去适应实际的现状,结果就发展出"别人都看不起我""别人总是找我麻烦""我觉得我太失败了""我很自卑""人生没有意义""100年后,早死迟死都是一个样""对付恶人,要用狠的手段,要彻底处理掉"等问题组织原则。①

2.咨询设想

2004年,全国高校的心理健康教育工作刚刚起步,宣传教育、咨询服务和危机干预工作总体尚在萌芽阶段。假设马加爵上过大学生心理健康教育的相关课程,并且有机会走进心理咨询室,咨询师采用自体心理学的理论和技术,笔者相信会促进马加爵发生转变内化作用的。

如果咨询师采取经典自体心理学理论,共情将会成为心理咨询过程的核心,咨询师从外部观察者的位置移动到"在内部"理解及回应马加爵的位置。共情让马加爵体验到被认可和被理解,有利于帮助他变得更具有自体—接纳性。共情创造了一种安全与接纳的氛围,有利于促进马加爵的自体—探索。共情还为发展自体客体移情提供了最必需的条件,自体客体移情再活化出马加爵的自体客体需要。这些需要经过恰到好

---

① 怀特,韦纳.自体心理学的理论与实践[M].吉莉,译.北京:中国轻工业出版社,2019.

处的挫折、共情和诠释而产生转变内化作用,可以促进马加爵的自体—增强。

如果咨询师采取主体间性理论,共情会被放在一个交互影响系统中,咨询师被看作交互影响系统的共同参与者,与马加爵创造并组织了一个双向或二元的关系场。咨询师与马加爵都挣扎于彼此建构的不同的主体性假设中,两人试图消除不同的主体世界和意义世界的分歧,因此他们需要去协商意义和意义的建构。另外,咨询师要阐明马加爵的无意识组织原则("别人都看不起我""别人总是找我麻烦""我觉得我太失败了""我很自卑""人生没有意义""100年后,早死迟死都是一个样""对付恶人,要用狠的手段,要彻底处理掉")。这样的干预工作最终可以促进马加爵的改变。

第三节　致命性心理危机前的团体干预

本书中的团体干预主要包括团体辅导与团体治疗。

团体辅导又称团体咨询、集体咨询、群体咨询、小组咨询，是一种在团体情境中提供心理学帮助与指导的重要方式。它是通过团体内人际交互作用，促使个体在交往中通过观察、学习、体验，认识自我、探讨自我、接纳自我，调整和改善与他人的关系，学习新的态度和行为方式，保持良好的心态。[①] 团体辅导的对象为心理正常的群体，当然也有学者对团体辅导和团体咨询做了区分，但本书不做此类区分。

团体治疗，即团体心理治疗，是在一个正式组成且受保护的团体中进行，其治疗的方式是经由特别的设计且是在控制下的互动行为，目的在于协助成员实现人格和行为上的改变。[②] 团体治疗必须由心理治疗师来主持以进行矫治。

一、自杀意念的团体干预

学界在自杀的团体干预研究方面已经有了一些尝试，如魏春燕等对住院精神分裂症患者采用团体认知行为疗法进行的自杀风险干预，于洪苏采用正念团体对自杀倾向大学生生存理由进行的干预研究，王灵灵采用团体认知行为疗法对大学生的自杀意念进行的干预研究。下面介绍采用研究型咨询模式的团体辅导来干

---

① 樊富珉. 团体心理咨询［M］. 北京：高等教育出版社，2005：4.
② 樊富珉. 团体心理咨询［M］. 北京：高等教育出版社，2005：6.

预自杀意念的理论和操作过程。①②

（一）研究型咨询模式介绍

研究型咨询模式是在"人是研究者"这一核心理念指导下开展的一种探究式的全开放的心理咨询模式。该咨询模式有 3 个核心理念。③

一是人是研究者。人是研究者的理论假设来源于好奇心本能论、个人建构理论和创造性自我理论 3 种不同的学说。好奇心是个体对新异和未知事物想知的倾向，是个体重要的内部动机。好奇心本能论者把好奇心看作生物本能，强调好奇心的先天生物适应性。詹姆斯（James）把好奇心看作一种原始的本能，把个体对新鲜事物的接近看作一种适应。除此之外，他认为还有一种好奇心，即"对抽象事物的想知"或者"科学的好奇心"，这种好奇心是"冷静的头脑对一种不一致或者是自身知识差距"的反应，这是人类所特有的。个人建构理论是由凯利（Kelly）提出的。凯利对人性的假设是，人即科学家。所有人在关心未来方面都似一位科学家，每个儿童从出生起就是"初期的科学家"，有主动形成观念的能力。创造性自我理论由阿德勒提出，他认为人不是遗传和环境影响的简单、消极的接受者，遗传和环境只能为人的发展提供可能性和客观条件，人可以有目的地生活，每个人都有机会创造性地选择适合自己心理发展的生活方式。他认为创造性自我使人按照自己选定的方式建立起独特的生活风格。例如，某些有生理自卑的人经过补偿发展成对社会有益的人，而有的人却形成自卑情绪，一事无成，其差别在于选择。用阿德勒的话说："重要的是，人是有自主性的，他能按照自己憧憬或虚构的目标有选择地看待生活中的这些经验。而这种选择性便是人与生俱来的创造性，它决定着每个人的发展。"基于上述 3 种学说，我们很容易发现人不仅具有作为研究者的好奇心本能，而且也具备了研究者的自我创造性。他们俨然就是科学家，

---

① 杨新国，段修云，徐明津，等.基于研究型心理咨询模式的团体辅导对大学生自杀意念的干预研究[J].学校党建与思想教育，2015（5）：72-73.

② 段修云.大学生生活事件、应对方式和自杀意念关系及自杀意念团体干预研究[D].南宁：广西大学，2014.

③ 杨新国，黄雪雯，段修云，等.研究型心理咨询模式初构[J].学校党建与思想教育，2014（4）：66-68.

可以对自我的人生提出假设、进行设计、尝试实验、走向整合，即"人是研究者"。

二是研究是多元性的。研究的多元性体现在研究的目标、层次、对象和方法上。比如，从研究对象来看，既可以针对来访者、咨询师，也可以针对咨询理论和技术。对来访者进行研究，可以请来访者以"心理研究者"的身份去积极探索自身心理问题"是什么时候产生的，什么时候最严重，什么时候消失"等；对咨询师进行研究，可以是咨询师主动请来访者对自己在咨询中的语言、行为、操作技能、理念、态度等进行评价，以谦虚的态度同来访者一起探讨咨询的效果，形成真正的双向平等互动。

三是问题是研究的切入点。来访者一般是带着问题前来咨询的。问题即矛盾，它是在个体想做某件事，但又不能马上知道该有哪些行动时产生的。问题是矛盾的斗争性占据优势的显现，是矛盾转化为同一性的关节点。个体处在问题当中时，会经历认知、情绪、行为等方面的失调，产生不平衡感，出现困惑、痛苦的感受。趋向平衡的人类本能驱动个体努力寻找解决问题、转化矛盾的方法，因此问题是研究的切入点，是解决的契机。

(二)团体辅导的步骤

团体辅导的步骤和方案，以段修云、黄雪雯于 2013 年设计和开展的一次团体辅导为例。

1.被试筛选
本次团体辅导采用自杀意念自评量表(SIOSS)对随机抽取的 355 名大一学生进行测试。在对有效问卷进行分析的基础上选择自杀意念得分最高的 30 名大一学生随机分成实验组和控制组。其中，控制组 15 人，不做任何实验处理；实验组 15 人，定期进行团体心理干预；所有参与者均填写知情同意书。

2.团体辅导过程
对实验组进行研究型咨询模式的团体辅导。辅导共 7 个单元，每周 1 个单元，每个单元 90~120 分钟。单元一的活动主题是"相逢是首歌"；活动目标是向团体成员介绍研究型咨询模式的内容与团体辅导过程中需要遵守的规则及注意事项,并让团体成员彼此熟悉。单元二的活动主题是"探索美好品质";活动目标是引导成员彼此信任、团结协作、懂得分享,探索并发现自己身上的美好品质。单元三的活动主题是"探索积极认知";活动目标是改变团体成员的不合理认知,培养积极理性的认知方式。单元四的活动主题是"探索积极情绪";活动目标是引导团体成员探索自己的优势,提升成员的积极情绪和正能量。单元五的活动主题是"探索积极应对";活动目标是培养团体成员在面对问题时能够采取积极的应对方式。单元六的活动主题是"探索感恩";活动目标是引导团体成员体味生命的伟大,理解感恩的心。单元七的活动主题是"探索积极的一生";活动目标是促使团体成员探索自己积极的一生,对未来进行规划。每个单元辅导结束后,带领者均会安排团体成员完成一些家庭作业,以期将团体辅导中习得的理念、技能进行复习,内化于心,外显于行。

3.团体辅导的结果

干预显著降低了大学生自杀意念水平,说明基于研究型咨询模式的团体辅导是一种行之有效的干预大学生自杀意念的方式。

(三)团体辅导方案①

单元一　相逢是首歌

活动主线:相逢—相识—相知—彼此信任

活动目标:介绍研究型咨询模式的内容与团体辅导过程中需要遵守的规则及注意事项,并让团体成员彼此熟悉。

活动材料:眼罩、纸笔、歌曲《相逢是首歌》音频和歌词、轻音乐音频、契约书、室内小障碍物

一、开场白

团队带领者做自我介绍,讲解研究咨询型团体辅导的理念。

二、介绍团辅规则、活动时间与流程、参与成员等,签订契约书

---

① 段修云.大学生生活事件、应对方式和自杀意念关系及自杀意念团体干预研究[D].南宁:广西大学,2014.

三、第一次活动开始,再次强调团辅规则

（1）希望大家积极参与,你可能会有很大的收获。在活动过程中关闭手机或将手机调成静音,集中注意力,相信大家会全力配合,一起收获快乐。

（2）在活动的过程中,大家相互之间可以慢慢敞开心扉,坦诚相待,学会倾听,懂得分享。

（3）既然我们是一个寓学于乐的研究小组,那么每次活动结束的时候需要写一份感受心得（包括自己变成研究者后内心的感受和本次活动后的一些感受,300～500字）。

四、活动一:暖身游戏

下面的活动是一个相互认识的团体游戏,很多人做完以后都觉得这对加强相互了解很有用。到底是不是这样呢？让我们一起在活动中探究吧！

（1）面对面介绍

活动规则:将所有人排成两个同心圆,手拉手。同心圆随着歌声转动,带领者喊"停",音乐停,面对面的两人就要相互自我介绍（姓名、班级、家乡和性格）。带领者喊"开始",音乐响起,同心圆继续转动。

活动结束后,讨论一下自己记住了哪些人,有什么感受。

（2）信任盲行

活动规则:让现场成员自愿选择扮演"盲人"（蒙住双眼）和"盲人的拐杖"（不能说话）,注意人数均衡。"盲人"和"盲人的拐杖"两人结成一对,在带领者的引导下,"盲人"先原地转3圈,然后"盲人的拐杖"带领"盲人"穿越一些障碍,从起点到终点。之后角色互换。

要求:在整个过程中,"拐杖"只能用肢体语言引导"盲人","盲人"在活动结束后才能揭下蒙眼布条,知道自己的"拐杖"是谁。

分享:做完游戏后,带领者分别让"盲人"和"拐杖"谈谈自己的角色扮演感受,分享一下学到了什么,思考如何在自己生活中恰当地运用信任。

五、活动二:组成团队,加强认识

（1）所有成员排成一排,从"1—4"报数,然后喊到相同数字的人分别组队。

（2）加深小组内认识。

六、活动三:合唱《相逢是首歌》

七、布置作业（要求及时完成）——我的心声

（1）我刚参加这个研究小组时有哪些感受？后来的感受是什么？

（2）在活动中我信任的人是＿＿＿＿＿＿＿＿＿＿＿＿＿＿

（3）我们的小组给我的印象是＿＿＿＿＿＿＿＿＿＿＿＿＿

（4）我在活动中担心＿＿＿＿＿＿＿＿＿＿＿＿＿＿＿＿＿＿

（5）我很希望在团体中＿＿＿＿＿＿＿＿＿＿＿＿＿＿＿＿＿

（6）作为自己内心的研究者，我学会了＿＿＿＿＿＿＿＿＿＿

（7）其他＿＿＿＿＿＿＿＿＿＿＿＿＿＿＿＿＿＿＿＿＿＿＿＿

八、总结发言，喊出口号"自我成长，自我探索"，第一次活动在愉快的气氛中结束

单元二　探索美好品质

活动目标：引导成员彼此信任、团结协作，懂得分享和互帮互助

活动材料：纸笔、短文《早班车厢里的故事》、背景音乐

一、开场白（略）

二、小组内分享课后作业

成员把自己当作一个研究者，去研究自己和其他组员的内心感受，然后小组内分享。

三、活动一：暖身游戏"坐地起身"

下面开始新的研究，做一个实验，结束后请大家分享一下自己内心的感受。

规则：每组选派2名成员，背靠背、臀部贴地，双臂相互交叉地坐在地上，当带领者喊"开始"时，两人合力使双方一同站起。（要求：整个过程中，双手不能松开，也不能接触地面）成功后，该小组增加1人，3人一起手挽手坐地起身，如此类推，直到小组全部成员成功地完成一起坐地起身者为获胜方。

分享：在这个实验中你体会到了什么？说说自己的感受。

四、活动二：故事——早班车厢里的故事

带领者将材料发放到每位成员手中，让成员先进行阅读，然后再分成小组对材料进行研究，说说自己的体会和研究成果。

分享:从这个故事中我们得到了哪些启示。

将成员分成4个研究小组,小组研究讨论10分钟,10分钟后请各组派1名代表分享研究的成果。

带领者总结:每个人所隐藏的内心世界,正是别人希望探索的奥秘,真诚开放自己的内心,才能走进别人的心灵世界;只要愿意付出微笑,就会得到深厚的友情,这之中有分享喜悦,有承受悲痛,有无微不至的关怀。

五、活动三:小组分享、回忆自己帮助他人或者受到他人帮助时的感受

六、布置作业(要求及时完成)

写出今天作为研究者、体验者的感受。

七、总结发言,喊出口号"自我成长,自我探索",第二次活动在愉快的气氛中结束

单元三　探索积极认知

活动目标:成员一起研究不合理信念,学会改变不合理认知,培养积极理性的认知方式

活动材料:不合理信念案例材料、"情绪调节"卡片、纸笔

一、活动一:阅读不合理信念案例材料

带领者给每个成员发一份印有不合理认知案例的材料,向成员简要介绍3类非理性信念以及合理情绪疗法的基础知识。然后让成员仔细阅读案例"李强的故事",小组内进行研究学习。学习完毕后,成员在整个团队内逐一指出其中的不合理信念,相互补充,并且谈谈自己阅读和研究后的感受。

二、活动二:情绪调节(上)

带领者介绍合理情绪疗法:ABC理论是合理情绪疗法的核心理论。这一理论强调情绪或不良行为并非由外部诱发事件本身所引起,而是由个体对这些事件的评价和解释造成的。因此,埃利斯认为,每个人都要对自己的情绪负责,并且个体可以通过改变想法、观念来改变情绪。在ABC理论中,A代表诱发事件;B代表个体对这一事件的看法、解释及评价,即信念;C代表继这一事件后,个体的情

绪反应和行为结果。比如,"李强的故事"中的不合理信念是什么?带领者引导成员去探索故事中的非理性信念,比如,"诚实的人一定比说谎的人的朋友多(人缘好)""我是一个诚实的人,朋友应该很多"。告知大家如果改变了非理性信念,情绪就会改变,并示范如何改变非理性信念。

给每名成员发一张"情绪调节"的卡片,让成员坐在椅子上,认真填写"情绪调节"卡片上前两栏。在第一部分"烦恼的事情"栏里写出最近比较困扰自己的事情,至少3件事;在第二部分"我的想法"栏里针对每件事,挖掘这种情绪后面的认知,写出引起这种情绪的想法和观点。成员写好后,在小组内研究,然后各小组推选出1名成员在整个团队中讲述,讲讲自己最近遇到哪些烦心事,它导致自己产生了什么情绪,情绪背后有什么想法。

三、活动三:情绪调节(下)

根据上面所学的合理情绪疗法的简单知识,小组3~4名成员围坐在一起。首先每个人自己完成"情绪调节"卡片的第三部分"找出错误"和第四部分"情绪调节",在第三部分"找出错误"栏内简单地写出自己认为这种认知方式存在的错误,在第四部分"情绪调节"栏内尝试用理性和积极的认知方式完成替代。每个人完成后,将自己的卡片向左传,同时会接到右边成员传来的卡片,成员相互帮助继续完成后半部分,重点填写"情绪调节"栏,以此类推,直到卡片回到自己手中。最后各小组总结发言,每个成员都要谈谈自己研究合理情绪疗法技术的收获。

情绪调节卡片

烦恼的事情	我的想法	找出错误	情绪调节(找积极理由)
1.例如:缺钱	别人都看不起我	"都"太绝对化	金钱不是友谊的基础,没钱的时候刚好能鉴别谁是真朋友
2.			
3.			

四、布置作业

课下遇到烦恼的事情时,制作卡片,运用合理情绪疗法,改变不合理认知。

五、总结发言,喊出口号"自我成长,自我探索",第三次活动在愉快的气氛中结束

单元四　探索积极情绪

活动目标:引导成员探索自己的优势,提升成员的积极情绪和正能量

活动材料:"我的优势"卡片、纸笔、背景音乐

一、开场白

人生路上有平坦大道,也有起伏沟壑,我们自身也是,有优点,也有缺点,怎么去对待,是一个值得思考的问题! 最大程度地发挥我们的正能量,同时也对一些"负面"赋予积极意义,这样,我们会更有成就感。今天我们的心理研究小组就要研究怎么让自己过得更开心,高兴的事情让我们愉快,遇到伤心的事情,我们也要努力积极应对。首先,我们进行一个暖身游戏,做完以后大家内心体会一下、研究一下,可以谈谈感受。

二、活动一:我是最棒的

规则:成员围成一个圆圈,先向左转,拍 1 次同伴的后背,并喊出"1";然后向右转,拍 1 次同伴的后背,并喊出"1";然后弯腰拍手,喊出"我";再向左转,拍 2 次后背,喊出"1、2",向右转,拍 2 次后背,喊出"1、2",弯腰拍手,喊出"我们"。以此类推,直到拍到 6 次喊出"我们是最棒的"后,大声叫出"耶"。

分享:谈谈做完活动后的感受。

三、活动二:我很不错

指导语:也许我们曾经受到很多挫折,经受过很大的打击,但是别忘了,我们真的很不错。

要求:给每名成员发一张练习纸,成员按照顺序认真思考后书写。然后小组内进行研究、分享、讨论。

(1)在学习过程中最让我感到满意的经历。

（2）我做过的最成功、最自豪的一件事。

四、活动三：制作"我的优势"卡片

我的优势卡片

我认为我的最大优势   我们认为你还有的优势

1.＿＿＿＿＿＿＿＿＿＿＿   1.＿＿＿＿＿＿＿＿＿＿＿

2.＿＿＿＿＿＿＿＿＿＿＿   2.＿＿＿＿＿＿＿＿＿＿＿

3.＿＿＿＿＿＿＿＿＿＿＿   3.＿＿＿＿＿＿＿＿＿＿＿

五、活动四：优点大"轰炸"

以小组为单位，在一名成员分享完自己的优点以后，其他成员轮番进行优点的"轰炸"。

要求：尽量客观属实，表达得越准确，"轰炸"越有力，尽量说具体的优点而不要说套话。小组讨论后，由小组长将填好的"我的优势"卡片交给下一名成员，直到卡片回到最初填写者的手里。

六、活动五：寻人启事

每个人根据自己的身体、性格、爱好、特长等，写一则别具特色的寻人启事（不能说出自己的名字）。把所有寻人启事放在信箱里打乱，带领者随机抽取成员写的寻人启事，让其他成员来猜这个人是谁。

七、布置作业

（1）在以往的生活中，你是如何看待自己的？

（2）通过这次活动，你对自己有了一个什么样的认识？有了怎样新的情绪状态？

八、总结发言，喊出口号"自我成长，自我探索"，第四次活动在愉快的气氛中结束

单元五　探索积极应对

活动目标：培养成员面对问题时能采取积极的应对方式，增强心理韧性，提升

主动解决问题的能力

活动材料：《两粒沙》阅读材料、"第一反应"卡片、纸笔、歌曲《从头再来》音频和歌词

一、开场白

生活当中，我们经常遇到这样那样的问题，有的人选择逃避，有的人选择忍让，还有的人选择积极面对……那么，什么样的方式更有利于我们快乐幸福地生活呢？今天我们就一起探究这个问题。下面我们先做一个暖身游戏，看看它能带给我们什么。

二、活动一：解开千千结

规则：（1）所有成员站成一个面向圆心的圈，然后举起右手，抓住一名成员的手，再举起左手，抓住另一名成员的手。但是，不能抓自己身边成员的手，也不能两只手抓同一名成员的两只手。这样就形成了一个复杂的"结"。（2）成员在不松手的情况下，想办法把这个"结"解开。在游戏的过程中，如果尝试了半个小时"结"都没有被解开，带领者可以允许某两只相邻的手断开一次，但必须马上封闭。

分享：大家分小组探讨通过这个活动自己获得了什么，并分享感受。

三、活动二：阅读材料《两粒沙》

1.阅读《两粒沙》并思考问题。

（1）这个故事让我们想到了什么？

（2）贝壳和勇士，你觉得谁和你更相似？

（3）生活中，你最近一次遇到的"沙粒"是什么？你是怎样处理的？效果如何？你处理"沙粒"的方式会让你成为贝壳还是勇士？

2.分组研究与分享。

（1）在思考了自己的现实问题之后，简单描述最近一次遇到的"沙粒"和自己的处理方式，并请同伴为自己打分。

（2）你的同伴怎么看待你的处理方式呢？他们有什么好建议？

（3）如果同伴的建议值得采纳，你觉得当务之急是要做什么呢？

四、活动三：不做受害者

活动材料："第一反应"卡片（正面是反应，背面是积极、消极）

活动内容：带领者向成员发放"第一反应"卡片，由带领者依次读出一系列词

语,成员立刻在卡的正面填写自己听到这些词语后的第一个想法。成员填写完所有词语后,开始依次看每个想法是消极还是积极,并思考为什么会这样,然后在刚才的消极评价背面的消极框里写出理由。如果没有,请在卡片下面写上最近遭遇的难题或让你觉得郁闷的事情,可以写上2~3件。最后小组研讨,分析如何应对这些消极的想法或令人郁闷的事情。

五、活动四:合唱《从头再来》

六、布置作业

写出自己遇到一些烦恼事情时的处理方式,效果如何,并思考总结更恰当的应对方式。

七、总结发言,喊出口号"自我成长,自我探索",第五次活动在愉快的气氛中结束

单元六　探索感恩

活动目标:探索生命的伟大,了解令人感动的人和事,拥有一颗感恩的心

活动材料:影片《我和世界不一样》、纸笔、背景音乐

一、开场白

有这么一个人,他一直以来怀揣着对生命的敬畏,做着平凡而伟大的事情,他教会了无数人热爱生命、热爱生活,他就是尼克·胡哲。今天让我们怀着好奇和敬意,走进尼克·胡哲的人生,研究他传奇的一生。

二、活动一:我想对你说

成员围成内外两个同心圆,面对面,随着音乐走动。带领者喊"停"的时候,成员闭上眼睛,想象自己生命即将终止,想一想假如对面是那些曾经帮助过你的好人、爱你的亲人、关心你的同学以及和你今生擦肩而过的陌生人(依次想象,每次想一类人),在音乐声中对他们大声说出你想说的。

活动结束后,分组研究,讨论自己的感受以及对生命意义的理解。

三、活动二:观看影片《我和世界不一样》

集体观看影片《我和世界不一样》,结束后各小组讨论影片的观后感以及生命的意义。

四、总结发言,喊出口号"自我成长,自我探索",第六次活动在愉快的气氛中结束

单元七　探索积极的一生

活动目标:培养成员树立心中有梦、未来美好的信念

活动材料:背景音乐、纸笔、附录、歌曲《我的未来不是梦》音频和歌词、个性奖状、小礼品、梦想卡片、音乐《致大海》和《神秘园之歌》

一、开场白

每个人心中都有梦想,每个人都渴望梦想成真,大胆地说出你的梦想,勇敢去做一个追梦人。

二、活动一:梦想家族

(1)在梦想卡片上写下你的梦想,可以写若干个。

(2)将你的梦想按照"最想实现""最不想实现""最可能实现""最不可能实现"4个维度进行评价并归类,将上述梦想的序号填入梦想卡片中。

梦想卡片

	最想实现	最不想实现
最可能实现		
最不可能实现		

(3)梦想大舞台。假如有这样一个机会,能够实现大家的梦想,你们愿意参加吗? 假设有一个"风险投资/融资会",大家选择2~5人为"投资团"成员。

(4)请参与者分别向"投资团"陈述自己的梦想和所做的计划。

(5)"投资团"成员向参与者提问。

(6)"投资团"商议决定哪一位参与者获得风险投资。

(7)分享感受与研究总结。

分享梦想大舞台的感受后,带领者将附录发给所有人,请成员对照附录上的问题和今天的情况,对照自己的梦想做一个完整的规划,并努力实现它。

三、活动二:我的未来之路

给每名成员发一张白纸,并带领成员画未来之路,具体步骤如下。

（1）在白纸上端中间写上"我的未来之路"。

（2）在白纸的中央从左到右画一条直线，长度由自己决定。尽量长一些，直线末端画上一个箭头。

（3）这条直线左端代表你现在的时刻，在此处写下你目前的情况：你的学习情况、家庭、兴趣等。

（4）以每10年为一个阶段，请成员描绘出自己每10年的情况（毕业、旅游、出国、婚姻、孩子、职业、休闲生活、人际关系等）。

（5）小组内研究，谈谈各自内心的感受。

四、活动三：真情告白——音乐《致大海》《神秘园之歌》

成员之间相互祝福、话别。

五、结束团辅

（1）为每名成员颁发小礼品和个性奖状，拍团体合照。

（2）合唱《我的未来不是梦》。

六、总结发言，喊出口号"自我成长，自我探索"，第七次活动在愉快的气氛中结束

以上的团体辅导方案是笔者的硕士研究生段修云于2013年设计的，由段修云和另一名硕士研究生黄雪雯共同带领完成。在具体实施过程中，团体辅导方案会有所调整，比如设计的时间在操作中总是不够用，所以在实施的过程中时间多有延长。另外，方案的提纲写作也不够完整规范，有些主题还不太鲜明，现在看来还有很多可以改进的空间。不过，根据研究的前后数据对照，这次团体辅导有两个优点。

一是团体辅导降低了个体的绝望感，提高了个体的睡眠质量。绝望是衡量自杀意念水平的重要因子。该团体辅导通过充分调动个体自我探索、自我研究的积极动机，引导成员探索美好品质、探索积极认知、探索积极情绪、探索积极应对、探索感恩以及探索积极一生等，松动了团体成员的绝望信念，提升了他们的希望水平。尤其是当个体习得"人是研究者""问题是研究的切入点"等理念并将其运用于日后的生活学习中的时候，他们会产生更高的自我效能感，对自己的未来充满信心。睡眠质量的提高是因为个体在自我的积极探索中，其内在的认知、情绪及

外在的行为均不同程度地发生了正向转变,心理冲突逐渐趋于平衡,得以和谐。

二是团体辅导让个体成为自身的研究者。在辅导初始,带领者便向团体成员全面介绍研究型咨询模式的理念与核心假设,以及辅导过程与常用技术和手段,增强了个体自我研究的动机与信心。在每个单元的团体辅导过程中都强调"自我成长,自我探索",每次活动之后都会要求团体成员写下作为研究者、体验者的感受,并在下次活动时进行小组讨论与分享。带领者不仅鼓励团体成员专注积极体验与独立思考,让自身成为自己问题的发现者和研究者,而且千方百计为每个成员创造机会展现自我,汇报对自身研究的成果,主动说出内心的真实感受,并学习他人的优点。对实验组成员反馈的调查分析发现,90%的成员认为通过对自己的积极探索掌握了自我认识、自我调适的有效方法和技巧。

二、暴力行为的团体干预

对暴力行为的团体干预研究目前不太多见。本书介绍的是一例通过认知行为疗法对未成年犯暴力风险进行团体干预的研究。①

(一)认知行为疗法的介绍

认知行为疗法(cognitive behavior therapy,CBT)是在罪犯矫正中备受欢迎的一种心理治疗方法。它对罪犯的矫正主要以改变"犯罪思维"为靶目标。犯罪思维指犯罪人进行自我辩解的扭曲认知,包括对人际交往线索的误解、对惩罚的错误归因、道德推理缺陷等。这些错误认知会导致个体在面对无害线索时,将其理解为挑衅或威胁线索,倾向于需求的即时满足。犯罪思维是一种"受害人模式",即始终认为自己遭受了不公平待遇、自己的行为是正当的,这种不当的思维模式会使个体牢固树立反社会行为模式,再次犯罪的可能性也会增大。

---

① 肖玉琴,赵辉,文凤,等.认知行为团体矫正对未成年犯暴力风险水平的影响[J].中国临床心理学杂志,2019,27(1):201-205.

(二)团体干预的步骤

1.被试筛选

在某未成年犯监狱中随机选取中高风险的未成年暴力犯 50 名,其中 24 人进入矫正组,26 人作为对照组。对照组成员不参加团体矫正,处于常态。为了达到更好的干预效果,24 名矫正组成员随机分成两个小组,两组成员的矫正内容和时长均完全一致。使用青少年暴力风险评估量表(violence risk scale-youth version, VRS-YV)、人际反应指数量表(interpersonal reactivity index,IRI)、冷漠无情特质量表(the inventory of callous-unemotional traits, ICU),在矫正前后对两组成员进行评估。所有参与者在干预前均签署保密协议及知情同意书。

2.团体干预的过程

团体矫正方案包括 8 个模块,共 10 个单元(见表 3-3-1),每个单元为 1 次活动,每周 1 次,连续 10 周;每次 1.5 小时,中间休息 10 分钟。单元一"团体形成"的目的是提高矫正对象的参与动机、建立咨患关系、形成良好的团体气氛;其他单元则涵盖了愤怒情绪生理唤醒觉察、放松训练、归因训练、决策平衡等内容,帮助矫正对象学习管理愤怒情绪、改变与暴力相关的不合理认知、提升共情水平、学习人际沟通技巧、提高问题解决能力。团体采取同质性、结构化、封闭式的团体形式。配备 1 名带领者,1 名副带领者,2 名观察员。团体带领者和副带领者皆为未成年犯管教所心理中心干警、二级心理咨询师,具有丰富的团体带领经验。每周干预后团体带领者都要接受督导,并且讨论在干预过程中的关键点以及遇到的问题。

表 3-3-1　团体矫正方案内容纲要

单元	主题	名称	主要内容
一	团体形成	有缘来相会	关系建立、增强改变动机
二	愤怒管理	做情绪的主人	愤怒管理、愤怒外化、放松训练
三	信念改变	想法能改变情绪	建立合理信念

四	问题解决训练（1）	柳暗花明	确立改变目标、头脑风暴、决策平衡
五	问题解决训练（2）	化险为夷	建设性行动、行动评估与调整
六	人际沟通训练（1）	与人为善	共情训练（表情识别、非言语交流、换位思考、倾听技巧）
七	人际沟通训练（2）	沟通达人	沟通技巧、冲突管理
八	自我指导训练	做自己的掌舵人	内部语言、自我监控、自我肯定和奖赏
九	社会支持和资源	自助、他助	内外支持资源（亲情视频、SWOT分析）
十	风险管理	与未来有约	风险案例探讨、理想拍卖会、优点"轰炸"、珍重再见

3.团体干预的结果

认知行为团体矫正能够显著降低未成年暴力犯的暴力风险水平，提升其共情能力。

第四章

致命性心理危机中的干预

致命性心理危机中是指当事人正在实施或可能即将实施自杀、故意杀人的行为阶段，这是致命性心理危机干预中最为紧急、最为迫切的阶段。本章第一节介绍了针对故意杀人可以采取的 7 种致命性心理危机谈判的模型，第二节介绍了自杀实施中可以采用的"1021"心理干预模型。

第一节　致命性心理危机谈判

一、致命性心理危机谈判的概念界定

"危机谈判"这个概念往往等同于警务危机谈判,所以在公安学领域中这两个概念经常互换使用,如张明刚等将危机谈判界定为:在公共安全受到威胁,已经产生危害影响,并且很有可能继续扩大严重后果的情况下,负有维护公共安全责任的一方,与危机制造者一方展开的沟通和协商,希望能够通过对话,安全和平地化解问题,减少公共安全危害。[①] 姚坤也有类似观点,他认为危机谈判是为了恢复社会稳定,负有维护安全职责的主体与危机制造者进行对话沟通,化解冲突局面,使得人们的心理安定,社会秩序正常。[②] 但金韬认为应该将危机谈判和警务危机谈判的概念进行严格区分[③],这是因为:第一,在其他一些学科领域也存在着"危机谈判"的概念,如谢超等对"危机谈判"在政治学领域内作了界定,认为危机谈判指的是国际危机谈判,指的是为了管理危机,国家采取的意在影响对手国家行为的行动;第二,"警务"是指与警察法定职责范围内的工作有关的一切事务。所以,金韬认为可以对"警务危机谈判"作如下定义:当发生了由某个体或组织为满足其需求而制造的一种未来可能危害个体安全或公共安全的依法应由警察介入处置的事件时,由警方专业谈判人员运用谈判技巧及策略,以沟通协商的方式,与危机制造者进行有效交流,从而将事态引向预期发展方向的一种处置手段。在该定义中,"事件"的范围一般包括人质危机事件谈判、自杀危机事件谈判、绑架勒索事件谈判、群体性事件谈判、恐怖性事件谈判、劝降危险分子谈判等。

---

① 张明刚. 人质危机事件现场处置与指挥[M]. 北京:中国人民公安大学出版社, 2015.
② 姚坤. 危机谈判在我国处置持械劫持人质事件中的作用研究[D].北京:中国人民公安大学, 2017.
③ 金韬.警务危机谈判员的能力结构模型研究[D].北京:中国人民公安大学,2020.

致命性心理危机谈判是危机谈判的子概念,本书将致命性心理危机谈判界定为:谈判人员为了防止发生人员伤亡,而与(可能)自杀或故意杀人者开展的沟通协商活动。致命性心理危机谈判的内涵包括谈判的目标、主体、客体和方式。谈判的目的是防止人员伤亡的发生。谈判的主体是危机制造者和危机处置方,谈判主体双方在开始阶段往往处在角色对立、信息不对称的状态中,随着谈判的有效推进,双方可以达成合作状态。谈判的客体是双方争议的需求。例如,人质事件谈判中,警方的需求是确保所有现场人员的安全,说服劫持者投降;劫持者的需求是保证自身的人身安全和诉求的利益获得。谈判的方式是"软硬兼施"式的沟通协商。例如,干预者既可以选择劝降,也可以视情况通过武力威胁增加筹码。

二、致命性心理危机谈判模型简介

警务危机谈判模型基本上均是在人质危机谈判的研究基础上提出来的,包含了致命性心理危机谈判的内容。因此,我们认为这些模型也适用于致命性心理危机的处置。埃米·格拉布(Amy Grubb)总结了常见的 7 种人质危机谈判模型。[①]本部分将对其中的 6 种进行简要介绍,剩下的 1 种将在下一部分进行详细介绍。

(一)原则型谈判模型

原则型谈判模型是最早的谈判模型之一,由费舍尔(Fisher)和尤里(Ury)在1981 年共同提出。该模型聚焦在以"基于利益"为主导的问题解决方式,强调双方利益的均衡。该模型倡导 4 个基本原则:(1)人与问题分开;(2)关注共同利益而非个人立场;(3)为共同利益考虑双赢方案;(4)坚持使用客观标准来判断协议的有效性。第一条原则是根据人们倾向于将个人和问题混为一体,通常会将局外人的反应理解为人身攻击这一特点提出的。第二条原则提出的根据是,好的协议关注的是各方利益,而不是他们的立场。当每个人都专注于用立场来定义一个问题时,不可避免地会有一方在争议中"输掉"。与此相反,当一个问题是根据各方

---

① GRUBB A. Modern day hostage (crisis) negotiation: the evolution of an art form within the policing arena [J]. Aggression and violent behavior, 2010, 15(5): 341-348.

的潜在利益来理解的时候,往往有可能找到一个满足双方的解决方案。第三条原则提出的根据是,寻找对双方都有利的备选办法将最终导向冲突的成功解决。第四条原则在各方利益直接对立时显得尤为重要,费舍尔和尤里认为应该制定适合于这种情况的客观标准,并使用这种标准来管理冲突的协议和解决。①

这一谈判模型为谈判人员提供了一个应对、管理和解决危机事件的框架,具有一定的影响力。但由于谈判的双方都必须在理性认知状态下运作,导致它因为在许多危机情况下缺乏适用性而受到批评。比如,该模型就不可能适用于患有严重精神疾病或情感冲突的人,因为他们无法以理性的方式完成谈判的过程。

(二)"无法说不"的谈判模型

尤里在先前的冲突解决领域的工作基础上,为参与困难谈判的人们开发了一个五步模型。

第一步叫作"不要反应——去阳台"。尤里将这一阶段描述为从谈判过程的参与者到观察者的转变。他形象地使用了谈判者作为第三方站在阳台上观看演员在舞台上表演一出戏剧,而不是自己成为戏剧的一部分的类比。从参与者转变为观察者可以帮助谈判者变得更加客观和冷静。第二步被称为"站到他们这一边",指的是谈判者要把危机制造者看成盟友而不是对手。在这一过程中,让危机制造者成为合作伙伴,让他们意识到双方正在共同努力形成一个解决方案,这更有可能导致危机局势的成功与和平化解。与许多危机谈判模式中反复出现的主题相呼应,这一步可以通过运用积极的倾听技巧来实现,如镜映、释义、情感标记和总结。第三步是"改变游戏",指的是重构主体需求的概念,以避免其要求遭拒而导致的反抗。这一步可以通过开放式提问来实现,开放式问题可以促进主体去思考可能的解决方案。第四步是"建造一座金桥",其本质上是谈判者试图让危机制造者容易地说"是"而不是说"不"。谈判者必须让危机制造者在谈判过程中成为一个愿意合作的伙伴,让他们参与决策过程。如果谈判者试图强迫对方服从,这很可能导致对方抵制和继续提出不切实际的要求。因此,谈判的目的是鼓

---

① FISHER R, URY W. Getting to yes: negotiating agreement without giving in [M]. Boston: Houghton Mifflflin, 1981.

励合作,使其产生合作意愿,帮助危机制造者感觉自己是这个过程的一部分。第五步是"很难说不",在第四步的基础上不仅使危机制造者增加了说"是"的愿望,也更难说"不",从而增加这一事件的成功解决的机会。①

这个模型提供了一个工具箱,但它仍然依赖于谈判双方的认知理性。对于反复出现的危机事件中很多涉及情绪问题的精神失常者,需要使用其他的谈判模型。

(三)危机议价模型

危机议价模型是多诺霍(Donohue)、考夫曼(Kaufmann)、史密斯(Smith)和拉梅什(Ramesh)在1991年提出以供人质谈判人员使用的。该模型强调谈判议价的类型,注重识别和区分危机(分配)议价和常规(整合)议价。该模型还提出了关系(表达性)问题和实质(物质性)问题两个概念。在谈判过程的不同阶段,这两类问题需要进行不同优先级的处理。谈判的初始阶段倾向于关注关系问题,如警察和劫持人质者之间的权力、角色、信任和地位。一旦这些问题得到解决,就会把更多的注意力或重心放在实质问题上。危机议价的本质是关系问题,而常规议价更注重解决实质问题。多诺霍等将这一模型应用到人质谈判策略中,试图将劫持人质者从危机议价转向常规议价,以解决危机。理想情况下,谈判应逐步从危机议价走向常规议价。危机议价模型较少关注具体的技术,而更多地关注调整谈判风格以适应犯罪者的适当需求。②

(四)安全模型

安全模型(S.A.F.E.模型)由哈默(Hammer)和罗根(Rogan)于1997年开发,是当今许多谈判工具的关键组成部分。该模型是在行为科学研究和众多危机谈判专家的见解相结合的基础上设计的。该模型为防止危机升级和解决危机局势

---

① URY W. Getting past no: negotiating with diffificult people[M]. New York: Bantam Books, 1991.

② DONOHUE W, KAUFMANN G, SMITH R, et al. Crisis bargaining: a framework for understanding intense conflict[J]. International journal of group tensions, 1991,21:133-154.

创建了一个具体框架,以积极的方式影响危机制造者(如劫持人质者、自杀者)的行为。该框架评估并跟踪了开发者所称的缓解危机局势的4个关键"触发因素"。通过评估和监控这些触发因素,谈判者可以采取适当的策略来促进问题的积极解决。这4个触发因素被描述为"实质性需求"(substantive demands)、"关系"(attunement)、"面子"(face)和"情绪"(emotion),每一个因素都作为主导的"框架",在危机事件展开时,危机制造者和谈判者在其中进行交流互动。

第一个框架"实质性需求"用来确定各方的工具利益和需要。S.A.F.E.模型表明,当危机制造者处于实质性需求框架下时,谈判者的目标是与危机制造者讨价还价或解决问题,促使其和平投降。第二个框架"关系"是指危机制造者与谈判者之间建立起的信任关系。S.A.F.E.模型表明,谈判者在这个框架中的目标是用合作的行为来营造信任氛围,类似于在心理治疗中建立融洽关系。第三个框架"面子"指的是危机制造者投射的自我形象,在这个框架下谈判者的目标是满足危机制造者的面子需求,以促进尊重和情境的降级。第四个框架"情绪"是指强烈的、负面的情绪,它会损害个人应对危机情况压力的能力。在这个框架下,谈判者的目标是帮助危机制造者应对他们的情绪困扰,使他们能够重新评估情况,然后引导危机制造者走向合作的解决方案。

哈默等认为谈判通常包括初期发展、高原期和尾声三个阶段。在初期发展阶段,因为信息有限,现场情况复杂,危机制造者处于极度紧张状态等,所以谈判者的目的在于缓解双方状态情绪,使对方恢复平静。因此,此时重点处理模型中"面子"与"情绪"要素。随着谈判的深入,紧张状态可能得以缓解,使得危机制造者进入较为理性的沟通轨道,谈判者在高原期的工作重点是建立与巩固良好的合作关系。在尾声阶段,双方工作重点是实质性要求的处理和条件的交换,争取达成双方互益的解决方案。

(五)危机谈判的圆柱形模型

危机谈判的圆柱形模型是由泰勒(Taylor)设计的。他强调谈判的复杂性,关注谈判中的互动水平、激励重点和行为强度。① 首先,该模型提出在谈判过程中存在从回避到分配再到整合的三个水平的互动行为。泰勒认为,谈判的目标是通过促进互动水平来推动谈判主体前进,从非活跃参与(逃避)的互动提升到具有一定合作性的基于自身利益(分配)的互动,最终达到利益和解的常规和合作沟通(整合)的互动。其次,该模型提出在谈判行为中存在三种不同的激励重点,并将它们分类为工具主题、关系主题和身份主题。工具主题是指与危机制造者的工具性需求相关的行为,工具性需求可以被描述为有形商品或欲望。关系主题是指与谈判双方之间的关系或联结有关的行为。身份主题是指谈判双方对自我保护或"面子"的关注。最后,该模型提出谈判行为强度这个变量。这一概念与谈判中出现激烈行为的程度有关,谈判双方越频繁地使用模糊的隐喻、亵渎和戏剧性的语调,就越偏离中立,这样的紧张行为会对谈判产生不利的影响,增加了冲突和谈判破裂的可能性。

圆柱形模型的优点在于它将谈判行为概念化为相互关联的沟通组合,而不是离散的、互斥的元素。因此,圆柱形模型避免了早期基于静态风格的谈判框架的不足,因为它使研究者和谈判者都能考虑跨越整个谈判过程中交流行为的变化模式。圆柱形模型提供了对危机行为微观层面的详细分析,为谈判行为的多维存在提供了详细而独特的视角。

(六) 结构化策略参与的过程模型

凯琳(Kellin)和麦克默特里(McMurtry)设计了结构化策略参与的过程模型(STEPS 模型)。该模型为了达成谈判的和平解决,采用了跨理论阶段变化模型的原则来理解和影响危机制造者的行为。② 凯琳和麦克默特里认为,任何形式的行为都需要经历 4 个阶段才能成功解决危机。这 4 个阶段包括前意向阶段(第 0 步)、意向阶段(第 1 步)、准备阶段(第 2 步)和行动阶段(第 3 步),最后一个阶段

---

① TAYLOR P J. A cylindrical model of communication behavior in crisis negotiations [J]. Human communication research, 2002,28(1):7-48.

② KELLIN B, MCMURTRY C. STEPS—structured tactical engagement process: a model for crisis negotiation[J]. Journal of police crisis negotiations, 2007,7(2): 29-51.

是导致行为改变的阶段,最终达成和平的解决。他们建议可以使用多种技能或技巧来帮助和指导危机制造者完成这4个阶段。在前意向阶段,危机制造者不清楚情境或不知道他们的行为需要改变。在谈判的这一时间点上,危机制造者往往是不合作的和不现实的,谈判者的工作是将危机制造者从这一阶段引导至意向阶段,促使他们思考行为或情境的改变。在危机制造者和谈判者之间形成联系是有益的。随着这种联系的加强,危机制造者的防御心理减弱,更容易接受建议,行为改变的可能性增大。一旦建立了融洽的关系,危机制造者就从第0步进入第1步,很可能意识到他们的行为和当前的情境需要改变,但他们不确定如何实施。因此,在这个阶段,谈判者的工作是温和地确认和平解决问题的需求,同时增强危机制造者进入第2步的信心。一旦危机制造者与谈判者一起工作,并且其信心增加了,危机制造者就进入第2步。在此阶段,谈判者的工作变得更加积极主动和具有指导性,关键是如何解决问题。谈判者必须在这个问题上让危机制造者保持一定程度的动机和信心,以便他们能够推进到最后一个阶段。在最后阶段,危机制造者执行商定的和平解决局势的计划。谈判者在最后的步骤中继续保持支持和指导是至关重要的,直到达成决议。

结构化策略参与的过程模型整合了改变的跨理论模型和动机性访谈的许多概念,以促进和鼓励个人行为的改变。在咨询中使用这些技巧有相似之处,即积极倾听技巧可被用来与来访者建立融洽的关系和积极的治疗关系,这反过来又增加了行为改变的可能性。

三、行为改变阶梯模型

行为改变阶梯模型(behavioral change stairnay model,BCSM)是由美国联邦调查局危机谈判小组开发的,该模型为了最终达成和平解决危机事件的目标,特别重视谈判者和危机制造者建立关系的过程。①

行为改变阶梯模型包括5个阶段:积极倾听、共情理解、融洽关系、施加影响和行为改变。这些阶段的进展是依次的、累积的。具体来说,谈判从第一阶段(积

---

① VECCHIA G M, VAN HASSELTB V B, ROMANO S J. Crisis (hostage) negotiation: current strategies and issues in high-risk conflict resolution[J]. Aggression and violent behavior, 2005,10(5): 533-551.

极倾听)到第五阶段(行为改变)是逐级依次进行的。然而,为了与谈判对象建立融洽的关系(第三阶段),积极倾听(第一阶段)和共情理解(第二阶段)首先必须由谈判者展示出来,并在整个过程中一直保持。随着这一过程的持续,施加影响(第四阶段)和行为改变(第五阶段)就可能随之而来。第五阶段是指危机的成功解决,只有在前4个阶段都成功实施之后,和平解决才会发生。

(一)第一阶段:积极倾听

大多数处于危机中的人都渴望被听到、被看到。积极倾听满足了这一需要,对发展一种最终产生行为改变和危机解决的关系来说至关重要。积极倾听技巧是行为改变阶梯模型的重要组成部分,是危机干预的基石。积极倾听由核心技巧群和辅助技巧群组成。核心技巧群包括镜映、释义、情感标记和总结。辅助技巧群由有效的停顿(沉默)、最低限度的鼓励、开放式提问和"我"的陈述构成。这些技巧实际上与那些在咨询中用来与来访者建立融洽和积极的治疗关系的技巧是相同的。

1.积极倾听的核心技巧群

镜映是指在危机中重复最后几个词或要点。它向危机制造者表明,谈判者是细心的。此外,它引出了危机制造者必须在谈判过程中加以确定的具体关心的问题。使用镜映有助于确保讨论集中在危机制造者身上而不是谈判者身上,从而让整个过程保持在危机制造者的参考框架中。

释义包括用自己的语言重述危机制造者所说的内容。这反映出谈判者试图从危机制造者的角度看待问题。

情感标记用来识别危机制造者的情绪。即使谈判者最初错误地识别了一种情绪,这种努力至少向危机制造者表明,谈判者试图理解对方的情绪状态,有助于情绪的化解。情感标记的例子有"你听起来很生气""你看起来很沮丧""我从你的声音中听到了挫折"。

总结是对危机制造者所表达的内容和情感的重述。这澄清了处于危机中的人正在经历的事情。此外,它还进一步反映了谈判者从危机制造者的角度看待情况的努力。例如,可以这样进行总结:"让我确保我明白你在说什么""你无缘无故地失去了工作(释义),这会让你生气(情感标记)"。

2.积极倾听的辅助技巧群

有效的停顿是在谈判者有意义的评论之前或之后故意的沉默。这有助于危机制造者关注谈判者所说的内容,因为停顿增强了预期(在有意义的评论之前使用)和反思(在有意义的评论之后使用)。例如,谈判者可能会说:"告诉我,我是否有这个权利……(停顿)……你生你母亲的气,因为她从来没有向你表达过爱"或者"对于失去父亲,听起来你感到愤怒……(停顿)……能就此多说一点吗"。

最低限度的鼓励是口头暗示,表明谈判者是专注的,并试图理解对方的观点。谈判者在听的时候,使用最低限度的鼓励,如"嗯哼""是的""对""继续""好的"。

开放式提问鼓励谈判对象扩大其回应范围,以减少情绪波动,并使处于危机中的个体达到一个更理性的水平。开放式的问题不会将答案限制在"不是……就是……"或"是……否……",而是让危机制造者进一步详细说明一些细节。开放式的问题通常从"什么""什么时候"或诸如此类的陈述开始,如"关于这些,请多告诉我一些"。一般情况是避免使用"为什么"一词的,因为它往往被危机制造者视为一种质疑的表达。

"我"的陈述是谈判者使用的。它的适用条件是:要用适当的个人暴露进一步发展融洽关系,或者当危机制造者口头攻击谈判者时。谈判者使用个人暴露可以联结危机制造者所描述背景下的情感或经验。例如,谈判者可能会说:"我也是一个父亲,当我想象失去一个儿子会是什么样的时候,我感到好可怕。"当被口头攻击时,谈判者可以这样使用"我"信息:"当你说我不在乎你时,我很沮丧,因为我真的在试图理解你的处境,我真的想帮助你;我在这里是因为我想在这,而不是因为我必须在这。"

当最初使用积极倾听时,建议谈判者使用核心技巧群(镜映、释义、情感标记、总结),直到确定产生了效果。必要时再使用辅助技巧群来增强核心元素的有效性。

在许多情况下,谈判者是唯一一个从危机制造者的参考框架来做出努力以处理危机情况的人。积极倾听技巧是有效危机干预的基础,也是影响行为改变的第一步。

(二)第二阶段：共情理解

共情自然是有效积极倾听的副产品。它意味着认同和理解他人的处境、感受和动机。谈判者使用共情去看危机制造者的眼睛，并分担了其一定程度的紧张情绪。在危机干预中，共情的目标不是为危机制造者感到遗憾，而是通过有效的沟通建立关系，通过合作实现问题的解决。

发展共情的一个考虑因素是语调。语调会影响处在危机中的人对谈判者所说的话的理解。而在有效的危机干预中，这种对意义的感知最为重要（不管这种感知是否基于现实）。对于谈判者来说，有三种语调可以选择：（1）深夜电台主持人的语调。用降调说话，保持冷静和缓慢的语调。这种语调使用得当就能建立起权威和信任的氛围，并且不会触发对方的防御心理。（2）积极而幽默的语调。这是一种随和、好脾气的人展示出来的声音和语调。它展示出轻松和鼓励性的态度，要求谈判者说话的时候要放松和微笑。（3）直接而坚决的语调。这种语调很少使用，一般用在危机制造者需要果断回应的时候。①

(三)第三阶段：融洽关系

直到第三阶段前，谈判双方的关系一直是单边的：危机制造者一直在说话，谈判者一直在积极倾听和共情。持续性共情促进了融洽，提升了彼此的信任度和亲和性。一旦建立了融洽的关系，危机制造者就更有可能倾听（并接受）谈判者所提供的内容。在这一阶段，谈判者与危机制造者的合作加强，谈话开始转向标志即将结束危机的主题：提供保全面子的理由，最小化或调和。主题的内容涉及解释、证明、减轻或原谅错误行为的一些人为理由，还可以通过积极地重构情境来转变对方扭曲的思维。最小化有助于淡化危机制造者表现出的消极行为。在调和时，谈判者和危机制造者：（1）在可能让步的地方达成一致；（2）减少实际的或感知到的差异；（3）找到共同点。至此，危机制造者应该较容易接受谈判者改变其

---

① 克里斯·沃斯，塔尔·拉兹.掌控谈话[M].赵坤，译.北京：北京联合出版公司，2018：45.

行为的努力。

（四）第四阶段：施加影响

在这一阶段，融洽关系已经建立，危机制造者愿意接受谈判者的建议，谈判进入行为改变的前奏期。用谈判者的说法，谈判者通过合作解决问题，获得了向危机制造者推荐行动方法的权利。现在，谈判者和危机制造者共同努力，找出非暴力和现实的解决方案或替代方案。

（五）第五阶段：行为改变

只有在前4个阶段已经成功完成的情况下，行为改变才有可能最终发生。进入这一最后阶段的障碍通常是：（1）谈判者在各个阶段的行动过于迅速；（2）省略了通过（过早）解决问题来结束危机的阶段。在最后阶段，危机制造者可能会遵循谈判者的建议。

第二节　自杀实施中的心理干预

借鉴危机谈判的相关理论,笔者根据自杀实施现场的工作实践,提出"1021"模型来进行自杀现场的危机干预。"10"指的是在自杀实施中可以考虑采用的 10 种方法和技巧,"21"指的是在自杀实施中不能操作的 21 条禁忌。

一、自杀实施中常用的 10 种干预方法

(一)借助姓名建立关系

正如心理咨询一样,自杀危机干预者要想有效干预当事人的现场自杀行为,必须跟当事人建立良好的关系。建立关系的方式跟心理咨询也是一样的,要尊重、接纳和无条件关注当事人。除了上述基本方法,这里要特别强调建立关系的一个小技巧:要注意称呼当事人的名字。与处于自杀危机状态的求助者建立个人关系,一种很好的方法是尽可能早地进行姓名交流。[①] 自杀干预者可以向当事人简要介绍自己,然后询问如何称呼对方,比如"我叫杨××,是一位老师,你可以叫我杨老师,也可以叫我老杨。请问我该如何称呼你呢?"如果干预者和当事人认识,就可以直接呼唤对方的名字。尤其是当两人很熟悉时,用日常中经常使用的称呼去呼唤对方效果更好。为什么在自杀干预时呼唤对方的名字可以起到干预作用呢?可能的原因:一是人类对自己名字的感觉阈限值很低,当有人喊自己名字的时候,很容易注意到。此时可能起到转移注意力的作用,把当事人从自杀思维和情绪中带出来。二是喊人名字,让人觉得亲切,备感关怀,拉近了距离,是一

---

① 季建林,赵静波.自杀预防与危机干预[M].上海:华东师范大学出版社,2007.

种你我之间的对话。

（二）描述现场表达感受

自杀干预者刚进入干预现场，可能对当事人没有过多的了解，因此，此时要注意采用现象学的方法来工作，把自己的信念、假设暂时悬搁起来，抱着开放的态度去工作，对此时此刻的现场进行客观的描述。客观描述既可以描述自己的所见所闻，也可以描述自己的感受，整个描述过程中不要有猜测和臆想的内容。常见的客观描述有："我注意到你双手紧紧握着，整个身体都在发抖""我看见你坐在阳台上，低着头，我很担心你的安全""我听到你不停地叹气""我看见你眼里泛着泪花"。干预者的描述往往让当事人感受到被关注、被关心。但这种方法不宜频繁使用，一旦引起当事人被窥视的感觉，容易加深当事人的抵触情绪，使其产生羞愧感和愤怒感，反而对干预不利。

（三）倾听对方共情对方

倾听是危机干预工作中的基本技术，危机干预者应该倾听当事人的需要和感受，理解当事人。当危机干预者进入现场时，要全身心投入其中，要用耳朵去倾听，用眼睛去观察，用心灵去感受，要学会用全身去倾听和感受，全方位多渠道去理解当事人，然后共情当事人，做到与当事人心灵世界的同调。一般来说，想自杀的人，他们的情绪状态是绝望的、无助的、悲痛的、感到无价值和无意义的，因此，干预者在适当的时候可以采用尝试性共情，如用以下语句："你感觉生活没有了希望""也许你看不到能够让自己活下去的意义""你觉得自己是无助的""你是不是觉得自己很难从痛苦中解脱出来"。

（四）寻找希望赋予能量

绝望是自杀者的显著性情绪特征，如果能够让当事人在危机中看到机会、看到希望，当事人就有可能产生活下去的动力。自杀干预者可以采用开放式提问的方法,引导当事人看到自身存在的力量。这些开放式提问常见的有应对问句、例外问句和假设问句等。① 应对问句用于询问当事人一些很小的、被视为理所当然的行动与动力是从何而来的,特别是当事人针对问题情境的自发应对与处理。这种询问方法可以使当事人看到自己曾经有效应对的方法,暗示当事人去发现既存隐含的自发力量,从而减少被困境击垮的挫折感。例如,"我很好奇,是什么力量支撑你走过来的?""在这么艰难的情况下,你是怎么能够做到没有放弃的?"例外问句用于引导当事人去看到问题不发生或比较不严重的时刻,以及探讨这些时刻是怎么发生的,以开发过去成功解决问题的方法并判读可否运用于现在。特别值得注意的是,可能达成当事人所欲目标的例外情况。例如,"发生这些事情后,你的心情是否有不那么绝望的时候?""你情绪有没有好一些的时候?"一旦当事人说出例外情况,干预者就需要进一步询问例外发生时的人、事、时、地、物等具体资源及其互动的历程,让当事人意识到自己的优势和成功之处。假设问句是以假设性语句探问当事人在未来(而非过去)于某特定情境下的可能想法与作为,特别是关于当事人偏好的结果或达成目标时的情境。例如,"如果你的情况开始好转了,你觉得自己会是怎样的?""如果绝望之中孕育着希望,如果无助的背后发现了力量,你会有些什么体验呢?"这些提问的方式往往可以帮助当事人突破自己的认知局限,用新的视角来看待世界。

(五)发现社会支持系统

社会支持系统是预防自杀的重要保护性因子。在自杀干预的现场能够协助当事人找到其信任的社会支持系统是非常重要的工作技巧。但在自杀干预现场,一般不会直接告诉当事人"你采取这种行为,有没有考虑到自己含辛茹苦的父母,他们养活你很不容易"之类的话,因为自杀者打算采取自杀行动往往同家庭密切相关。原生家庭给当事人带来的创伤,经过某些具体情境的激发而导致了自杀意念形成,直至产生自杀行为。所以,干预者试图通过当事人的至亲来挽救生命,往往会增强当事人情绪的不稳定性,让干预现场变得更加不可控。在干预中可以

---

① 许维素. 建构解决之道——焦点解决短期治疗[M]. 宁波:宁波出版社, 2013.

采用关系问句找到当事人的社会支持系统。关系问句是找出当事人的重要他人，并可用于当事人的互动脉络中的一种问句，如"当你遇到困难的时候，你会想到谁来帮助你？""如果你的这位好朋友在现场，他可能会跟你说什么呢？"如果当事人同意自己的支持者来到现场，干预者可以邀请当事人的支持者进入现场，一起进行干预工作（支持者进入干预现场前要对其进行必要的培训，告知其可以说什么、不能说什么）。

（六）告知自杀未遂后果

一个想真正结束生命的当事人，他可能希望自己的愿望能够实现，但如果干预者现场提出"你考虑过如果通过这种方式结束生命，最后却发现你没有办法达到目的，结果会是什么样？"这样的提问，会让当事人感觉很震惊，同时也会思考，如果自杀不成功会怎么样。这种思考可能会突破自杀者的认知局限，让当事人开始重新考量。在实际生活中，即使采用致命性高的跳楼方式也并不能保证当事人可以百分之百地达到目标，甚至有跳楼者本人没有死亡却将无辜的路人砸死的新闻报道。

（七）思考未完成的事件

自杀者之所以选择自杀，其中的一个原因是这个世界没有什么可以让他留恋了，因此有些自杀者在实施自杀前会安排好一些自己的后事。在自杀干预的现场我们可以询问当事人："你在采取行动之前，应该做了不少准备，但智者千虑必有一失，请你好好想想还有什么事情没有处理？还有什么人你需要给他一个交代？"这样的提问方式，可以促使当事人去思考，去寻找一些未完成事件，这些事件本身可能成为挽救当事人生命的转折点。

（八）寻找需求合理满足

美国心理学家亚伯拉罕·马斯洛（Abraham Maslow）于 1943 年在《人类激励

理论》一文中,提出了著名的需要层次理论(Maslow's hierarchy of needs)。马斯洛认为人的需要主要包括生理需要、安全需要、爱与归属的需要、尊重需要和自我实现的需要五个层次。前四个需要是基本需要,自我实现是高级需要。人如果缺乏基本需要会引起疾病。就自杀者而言,他的需要可能没有得到适当的满足,所以干预者要对其未满足的需要进行适度满足,其自杀的动力就会消减。还有一种自杀干预现场的可能性是当事人在干预者的帮助下已经度过了他情绪的至暗时刻,自杀企图开始动摇,干预者邀请当事人终止自杀的行为,但当事人始终保持在僵持状态,不愿意松口。这往往是没有考虑到当事人的尊重需要,当事人碍于面子,对于自己主动停止自杀会有羞耻感。有这样一个案例,一个乳名叫作"阿三"的人准备跳楼自杀,众人已经劝说当事人多时,当事人既不跳楼也不愿意下楼。这时候有一位认识他的邻居大姐知道后,带着馒头和矿泉水,见到当事人就喊:"阿三,来来,到姐这来吃个馒头,喝口水吧。"当事人就立即走向了这位大姐,接过了馒头和矿泉水。这个成功救援的案例就很好地满足了当事人的尊重需要和生理需要。

(九)拖延当事人的时间

当干预者陪伴在准备实施自杀行为的当事人身边,去倾听他、理解他、共情他的时候,干预现场的时间也在一分一秒地延长中。人的情绪具有波动性,像钟摆一样,当钟摆摆到最低点时,也预示着情绪的积极因素即将生发,就像冬天已经到来,春天不会太远一样。当干预者陪伴当事人度过至暗至黑的时刻,自杀意图就可能会逐渐降低。

(十)联系相关人员到场

心理危机干预是一个系统工程,需要团队协作工作,绝不是一个人单打独斗。危机干预的现场最好有两套救援系统或两套救援方案。一套救援方案是相关的危机干预工作者跟当事人进行对话,从心理层面进行沟通和交流,这是一种柔性的危机干预方案;还有一套方案是用行动的方法将当事人救护下来,比如动用消防队员或者警察,他们可以借助工具、设施,通过身体接触的方式将当事人拉下来或者控制住,保证其生命安全。因此,救援的现场通常要有警察、消防队员、医护工作者、心理咨询师、危机干预的谈判人员、危机干预的总指挥等工作人员。

·典型案例·

电话自杀干预案例①

午夜时分,一个电话惊醒了刚刚入睡的咨询师。

"我不想活了。"对方(女)平静地说。

咨询师:"你给我打电话,希望我为你做点什么呢?"

女(沉默了几分钟):"只是希望在离开这个世界之前再找个人说说话。"

咨询师:"你已经决定自杀了吗?"

女:"是的。"

咨询师:"那么你打算用什么方法结束自己的生命呢?"

女:"吃安眠药。"

咨询师:"哦。你手里有药吗?有多少药片?"

女:"有整整1瓶,100片,足够了。"

咨询师:"真的足够了吗?你不是医生吧?你愿意听听一个医生给你讲讲安眠药的知识吗?"

女:"……你说吧。"

咨询师:"过去,100片安眠药确实足够自杀用了。可是现在,安眠类药物的安全性已经越来越高了,安眠药的致死量越来越大。再加上人的个体差异,有的人吃几十瓶安眠药才能死去。你上网查查,吃了几百片最后照样被救过来的大有人在,有的人被抢救过来以后还留下了各种严重的后遗症,肝脏和肾脏功能损伤还不算最坏的,有的人大脑功能受损,变得痴痴呆呆的,多惨啊。"

女:(沉默)。

---

① 李娜,张喆.心理危机干预[M].沈阳:辽宁教育电子音像出版社,2018.

咨询师："服药自杀的人本来都是想安安静静、漂漂亮亮地离开。的确,服用安眠药看似是最好的自杀方式:跳楼要摔成一团肉浆;上吊样子太难看;跳河过程太慢太痛苦;割腕太疼;卧轨吧又死得支离破碎,太过惨烈。"

女:(沉默,但是电话里传来的呼吸声越来越急促)。

咨询师："你知道吗,现在服安眠药自杀的成功率只有不到10%,每天医院都要送出来这样的自杀未遂的人。而他们出院以后即使很幸运,没有什么后遗症,也要考虑该如何再去面对亲人、朋友、单位的同事和左邻右舍等,也许你折腾了一圈、受够了痛苦,最后还要去接受心理治疗。"

女:"可是,我死的决心已定。我会再想别的办法的。"

咨询师："那好吧,你的生命掌握在你自己的手里,没有人能够留住一个决心要离开的人。不过,在你离开之前,你还有什么没有完成的事情吗?"

女:"无所谓了……"

咨询师："你留下临终遗言或者遗嘱了吗?"

女:"留了一封信。"

咨询师："是留给谁的?"

女:"我的男朋友……我的前男友……"

咨询师："你愿意告诉我信里给他说了些什么吗?"

女(突然开始抽泣)："……他突然离开了我,因为别的女孩!……我那么爱他,比对自己都好,我为他已经付出了一切!现在,他却突然要甩了我!我什么都没有了,什么都失去了!……"(女孩的声音开始变得尖锐并且语速越来越快)

咨询师："你在愤怒,对吗?"

女:"他毁了我!我为他付出了一切,他却反过来毁了我!而且,最让我气愤的是,那个女的长得又不好看,也没有什么脑子,哪一点比得上我?他居然为了她甩了我!"

咨询师："你恨他吗?"

女:"恨!我恨他俩!"

咨询师:"想报复他们吗?"

女:"想!"

咨询师:"怎么报复呢?"

女:"我要让他们一辈子都痛苦!"

咨询师:"用自杀的方式吗?"

女:"我要让他们一辈子都不得安宁!我要让他内疚一辈子、后悔一辈子!"

咨询师:"你死了他就真的会后悔吗?也许他会内疚一阵子,但是他很可能更多的是暗自庆幸:幸亏自己当初没有选择你这样不堪一击又爱走极端的人,他会更加确信自己选择放弃你是正确的!"

女(呼吸困难):"……"

咨询师:"你想过吗,如果你自杀成功,谁会是真正为你痛心的人呢?真的是你的前男友吗?"

女:(沉默)。

咨询师:"家里还有什么人吗?"

女:"有。爸爸妈妈和一个妹妹。"

咨询师:"他们爱你吗?你爱他们吗?"

女(开始哭泣):"……"

咨询师:"你其实是爱他们的,在乎他们的,是吗?"

女:"我好想他们……可是我不愿他们看到我已经成了这个样子!"

咨询师:"你已经成了什么样子呢?"

女:"我已经是块垃圾了,肮脏的垃圾了!"

咨询师:"是什么使你觉得自己肮脏呢?我明明感觉到你是一个感情非常纯真的女孩啊!"

女:"我已经跟他有那事了……我已经脏了!"

咨询师:"有那事就脏吗?每个正常的女孩都有变成女人的那一天啊。我就是个孩子的妈妈,你觉得我脏吗?"

女:"我不一样,因为他已经不要我了!"

咨询师:"你认为恋爱就一定得结婚吗?"

女：“也不一定。”

咨询师：“是啊。既然是这样，那么恋爱失败对每个人的人生来说就是很正常的一件事啦。况且在这个世界上，你也不是唯一的恋爱失败的人啊。我也恋爱了好几次才结婚呢，呵呵。”

女：“可是，我父母很了解我，他们马上就会发现我出了问题。他们会很痛苦的。”

咨询师：“假如你的父母得了重病，你是宁愿看到他们在病床上和疾病抗争，还是更希望看到他们放弃了努力、自杀死去呢？”

女：“当然是继续抗争了……”

咨询师：“你会因为他们不再是你强大的父母而嫌弃他们吗？”

女：“不会。我明白了你的意思了。我会再好好想想的。”

咨询师：“你看，你其实是一个非常有头脑，又懂得听取别人建议的女孩子。如果你以后取得很大的成就，我是不会惊讶的。”

女：“没有，我……”

咨询师：“你能打电话给我，这说明你其实很需要情感交流，在你的心里还保存着对情感的渴望，对吗？”

女：（沉默）。

咨询师：“你的心并没有死，死去的只是你的一段爱情。一个像你这样重感情的女孩子是不会甘心还没有真正体验到感情的美好就这么糊里糊涂地离开的。你想到自杀，其实只是因为你一时还找不到更好的办法来解决内心里的痛苦和冲突，所以你就误以为这是报复伤害了你的人的最好的办法。”

女：“是的。”

咨询师：“其实，我能感觉得到，你是一个很优秀的女孩，你完全有权利去给自己赢得一种更美好的生活，而且你完全有能力让自己活得很快乐、很成功。其实，在你内心里，你是明白这一点的，对吗？”

女：“好像是这样的吧。”

咨询师：“我们做个游戏吧：你仔细看看你房间里所有红色的东西，记在心里。好了就告诉我。”

女(过了一会儿)："好了。"

咨询师："现在闭上眼睛。告诉我你房间里所有黑色的东西。"

女："啊？黑色的？！……我得想想。我的睡衣、皮鞋……还有……我想不出来了。"

咨询师："好。现在睁开眼睛。看看还有什么黑色的东西。"

女："哦，还有那么多啊！我的签字笔、电脑音箱、电视机、VCD 机、手表、台灯柱、黑白国画挂画，还有好几件陈列品……"

咨询师："你看，当你只注意一样东西的时候，你的眼睛也会欺骗你，你会看不见其他的东西，而误以为你关注的东西就是你的一切。同样的道理，在你的生活里，你还拥有那么多的东西，可是，因为你把所有的注意力都放在失恋这件事情上，你几乎看不见你拥有的一切了。"

女："我明白了。谢谢您，真的谢谢您！我今天明白了很多东西。"

咨询师："我应该谢谢你，因为你信任我，愿意和我分享你的想法，谢谢你耐心地听我说了那么多，你让我感觉到我很有价值。"

女："我还会再给您打电话的。今天晚上耽误了您那么久，真不好意思！您赶快休息吧，我没事了。"

咨询师："我相信你。我今天会很轻松地好好睡一觉。你也休息吧，晚安！"

　　这是一例非常成功的电话自杀干预。咨询师以处于危机中的来电者为中心，应用了不少专业的会谈技术，改变了来电者的心态，具体表现在下面 6 个方面：(1)倾听对方，共情对方。比如当来电者开始抽泣，做出如下表达"……他突然离开了我，因为别的女孩！……我那么爱他，比对自己都好，我为他已经付出了一切！现在，他却突然要甩了我！我什么都没有了，什么都失去了！……"时，咨询师给予了一句共情的反馈："你在愤怒，对吗？"这种共情式的倾听让来电者觉得咨询师是懂她的人，是可以信任的人。(2)寻找希望，赋予能量。对话中有不少部分都是在让来电者感觉还有希望，比如父母是会接纳她的，她现在只是将注意力局限在失恋这件事情上，她还拥有很多的东西。这些希望本身就是一种生长的力量。另外，在对话中咨询师还有一些具体的赋能的对话，如"你看，你其实是一个非常有头脑，又懂得听取别人建议的女孩子。如果你以后取得很大的成就，我是不会惊讶的"。（3）发现社会支持系统。咨询师引导来电者去考虑她的父母，这让她跟现实世界有了很好的连接，发挥了挽救生命的力量。（4）告知自杀未遂后果。咨询师利用自己掌握的医学知识，向来电者普及即使服用大量安眠药片也可能不会自杀成功的事实，这促进了来电者认知的改变。（5）寻找需求，改变认知。比如虽然来电者有跟父母进行情感沟通的渴求，但担心父母因为认为她肮脏而难受。咨询师先改变来电者"发生性关系又被男朋友分手是肮脏的垃圾"的非理性信念，然后再解决担心父母难受，不愿接纳她的内在认知问题。在对话结束前咨询师还让来电者通过做游戏的方式，改变她狭隘的认知，打破了认知僵局。（6）拖延当事人的时间。咨询师跟当事人电话沟通的时间长短是干预的另一条隐线，随着时间的推移，来电者情绪也会慢慢地转变。从对话语言看，到结束前来电者心态稳定，认知有了很多改变。

当然，我们认为咨询师还有3点可以进一步提高。（1）共情少了些。比如来电者的第一句话是"我不想活了"，咨询师的回应是"你给我打电话，希望我为你做点什么呢？"咨询师的这个回应听起来有些公事公办的感觉，像是在使用一个标准的话术，没有考虑来电者当时的情绪状态。因此，我们认为从来电者的情绪状态考虑，这里可以替换的回应方式很多，如"你感到绝望了吗？""你觉得活着没有意义吗？""你怎么了？"等。（2）赋能有些过度。比如"你看，你其实是一个非常有头脑，又懂得听取别人建议的女孩子。如果你以后取得很大的成就，我是不会惊讶的"，这一句回应带有咨询师很强的个人色彩，说话的内容带有很多臆测性。建议可以更温暖地赋能，比如"感觉你是一个很有头脑的女孩，懂得听取别人的意见"。（3）说教多了点。危机干预中的咨询有指导性、合作性和非指导性3类。从对话的记录看，危机干预者的指导性相对多了一些，带有非常强的主观意志，当然在这种危急时刻，指导性强是有道理的，但也要考虑语气和对方的接受度。比如咨询师说："我们做个游戏吧：你仔细看看你房间里所有红色的东西，记在心里。好了就告诉我。"这句话可以调整为："我想邀请你跟我玩个小游戏……"

二、自杀实施心理干预中的 21 条禁忌

詹姆斯和吉利兰总结了在自杀管理中的一些"不要",这些"不要"几乎适用于任何具有自杀倾向的个体。[①]

(1)不要教训、责备、劝告、评价或说教当事人。即使以前曾奏效,现在也不再有效。

(2)不要批评当事人或他们的选择及行为。记住,那些看起来"疯狂"和"傻瓜"的致命性行为,对当事人来说可能是完美的。

(3)不要就自杀的利弊进行辩论。哲学与眼下的自杀性事件无关!此所谓远水解不了近渴。

(4)不要因当事人告诉你危机已经过去而被误导。绝不要轻信当事人诸如事情已"稳定"和"没问题"的言论。

(5)不要否认当事人的自杀意念。意念导致行为。如果一个人说他有死亡的意向,即使是个玩笑或是随便说出的,都应予以检查。

(6)不要试着质疑令人震惊的结果。这不是"以身试法"的疗法。一旦当事人来真的,后果将不堪设想。

(7)不要让当事人独自一人、不受观察和缺乏联系。制定好保护当事人安全的措施,这就意味着需要某些人监护他。

(8)在紧急阶段,不要诊断、分析当事人的行为或对其进行解释。心理动力学涉及"为什么"的解释对此并不重要。

(9)不要陷入被动。自杀在三维评估表上属高危类型,你必须变得积极且具有指导性。

(10)不要反应过度。虽然自杀或杀人行为容易使人受惊,但是这种行为是可以被控制的,并不是只有当你是超级英雄时,才能做这样的事,只要保持平静并练习你所学到的知识就可以。

(11)不要为当事人的自杀危险保密(这要与关于当事人隐私的保密原则相

---

① 詹姆斯,吉利兰.危机干预策略[M].高申春,等,译.北京:高等教育出版社,2009.

区别）或担心"告发"他们。不管你是他的知己还是工作人员，这是存在生命危险的行为，你应该将实情告诉那些可以保证当事人安全的重要人物。

（12）不要因外在或内在问题及他人的干扰而转移目标。忘掉所有其他真实的、想象的不幸和问题，全力处理致命性问题。其他事可以或应该被认为对当事人很重要，但是仅仅如此。

（13）不要在他人面前美化过去或现在的自杀行为，把自杀行为说成是殉难的、光荣的、英雄式的和神圣的。如果你希望某人自杀或盲目模仿某个朋友或偶像，那么，这种说教是使自杀行为真的发生的最佳方法。

（14）不要因情感反应强烈而自我保护或回避。致命性行为移情的可能性非常大。当致命性情绪引起恐慌时，我们完全需要把它们揭示出来加以讨论。

（15）不要躲在虚假的专业技术和临床客观性后面，以使你在心理上远离痛苦和骇人的事物。否则，你也就无异于与目前的残酷现实相隔离，这不会带来任何效果。你必须进入这个游戏，并建立关系。

（16）不要误诊突发事件。明确找出是什么具体原因导致当事人采取自杀或杀人的行为。笼统地说，这个原因是什么是没有用的。对当事人当天的理由进行鉴别，这样才可制订相应的行动计划。

（17）在没有达成某种水平的共识之前，不要终止干预（否则你可能因此被指控）。即使当事人在以后仍然旧病复发，自杀或杀害他人，你还是要尽你所能地使他们同意不会做出有害的事情。

（18）不要忘记进行随访（否则你可能会因此被指控）。直到危机被解除之前，你必须对当事人的一举一动了如指掌。

（19）不要忘记记录和备案（否则你可能会因此被指控）。对当事人的评估做好相应记录，以及你对此的建议和建议的时间等。

（20）不要因遇到困难或自负而不虚心求教（否则你可能会因此被指控）。事实证明，由其他专业人员来处理棘手的病例，无论是从治疗上讲还是从法律上讲都是合理的。

（21）不要躲避或是让当事人无法接近你（否则你可能会因此被指控）。一旦你与某位自杀或杀人的当事人建立联系，你就必须坚持到底，有效地成为当事人的坚强后盾。

第五章

致命性心理危机后的干预

致命性心理危机后是指当事人在自杀、杀人或者可能造成他人死亡的行为发生后的阶段。这一阶段的干预重点是做好哀伤辅导。本章第一节对哀伤辅导进行简要概述，第二节介绍了3种个体哀伤辅导的理论及其应用，第三节介绍了3种团体哀伤辅导的模式。

第一节　哀伤辅导概述

一、相关概念界定

相关的概念主要有居丧(bereavement)、哀伤(grief)、哀伤辅导(grief counseling)和哀伤治疗(grief therapy)等。[①] 居丧,是一种被剥夺的客观状态或情形,这种客观状态或情形是由死亡特别引起的,然后跟随或伴随哀伤状态。哀伤是一种精神上极度痛苦或情感受损的精神状态或情形,并且也是居丧的结果或预期。哀伤是指个人在失去所爱或所依恋的对象(主要指亲人)时面临的境况,包括悲伤与哀悼两种反应。经历亲人和朋友去世后,哀伤是一种很常见的体验。50%~85%的人会在事件发生后最初几周甚至几个月内体验到强烈的哀伤情绪,并伴随出现各种各样的哀伤反应,如过度怀念、有关死者的闯入性想法和画面、烦躁不安、认知混乱等,社会和职业功能也会受到一定的损害, 并可能出现其他健康问题。对大部分人来说,这些令人痛苦的情绪、想法和行为会随着时间的推移逐渐减轻或消失;但在一小部分人(10%~20%)身上,哀伤反应却迟迟无法缓解。哀伤作为一种情感反应,分为正常哀伤反应和延长哀伤障碍。正常哀伤反应是人们面对丧失所产生的一种生理现象,它会在一定程度上引发丧亲者的内疚、自责甚至是愤怒情绪并伴随相应的行为改变,但过一段时间后哀伤会逐渐减弱,丧亲者将重拾内心的平静,最终获得成长。延长哀伤障碍又称复杂哀伤,是指在失去亲人12个月(儿童则为失去亲人6个月)后出现强烈的、持久的哀伤,主要包括分离不适感、创伤后压力及丧亲应对无力。这种哀伤反应并未随着时间流逝而减轻,反而持续加重,丧亲者会出现情绪、认知、行为方面的失能状态,社会功能明显

---

① 詹姆斯,吉利兰.危机干预策略[M].高申春,等,译.北京:高等教育出版社,2009.

受损,生活质量严重下降。[①]

　　莫里斯(S. E. Morris)和布洛克(S. D. Block)将哀伤辅导定义为促进丧属更加适应亲人的逝去并且有能力继续进行自己的生活,并且对个体的哀伤程度进行风险评级,确保在每个级别中都有相应的干预手段,保证丧属的哀伤情绪向非正常化演变。[②] 我国学者袁乐欣、周英、唐秋碧等以及李秀、杜文东将哀伤辅导定义为专业人员协助丧失亲友者或即将离世的案主在合理时间内产生正常悲伤,以使其能够重新开始正常生活。从定义上看,国内外学者对哀伤辅导的定义大体相似,国内学者虽然有一定倾向认为需协助案主产生正常悲伤,但综合来看,重点都是为了促进丧亲者对哀伤的适应。一般而言,哀伤辅导的对象主要为正常哀伤的来访者,如果来访者的问题比较严重,发展为复杂哀伤,就需要进行哀伤治疗。哀伤治疗是对已达到神经症及以上的哀伤者,为平复其哀伤前的状态所开展的心理治疗活动。[③]

二、哀伤的理论模型

(一)哀伤双轨模型[④]

　　哀伤双轨模型关注丧亲者对哀伤的反应,一方面丧亲者需要继续自己的生活,另一方面丧亲者需要继续与死去的亲人建立联结。在哀伤双轨模型中,轨道Ⅰ强调生物心理社会功能,轨道Ⅱ关注丧亲者与逝者从过去到之后关系的发展。一种对丧失的适应性反应将使得丧亲者与逝者建立灵活的联结,并使得丧亲者的生活恢复平衡。当丧亲者应对丧失时遇到了困难,就表明两条轨道产生了互相纠

---

① 门华琳,郭茜茜,李鹏阳,等.丧亲者哀伤的研究进展[J].全科护理,2019,17(23):2832-2835.

② MORRIS S E, BLOCK S D. Adding value to palliative care services: the development of an institutional bereavement program[J]. Journal of palliative medicine, 2015,18 (11):915-922.

③ 龙格尔.人生回顾方法在哀伤辅导中的应用——以重庆市某社会工作服务中心的实践为例[D].呼和浩特:内蒙古大学,2019.

④ 罗伯特·内米耶尔.哀伤治疗:陪伴丧亲者走过幽谷之路[M].王建平,何丽,闫煜蕾,等,译.北京:机械工业出版社,2016:22-23.

166 ｜ 致命性心理危机干预

缠,这种情况经常在刚经历丧失时发生,而对于有复杂性哀伤的个体来说,这种情况更为明显。有可能个体只在其中一条轨道上遇到了困难,但相关的评估和干预要考虑两条轨道。这就表明,如果个体并不存在生物心理社会功能方面的困难,这并不意味着个体的哀伤反应是具有适应性的,因为我们并没有考察在丧失前后个体与逝者之间的关系的特点;如果个体的生物心理社会功能正常,而丧亲者极力回避对逝者的回忆,那我们只能说轨道Ⅰ是正常的。而如果丧亲者与逝者的持续性联结是相对平衡的,但个体出现了生物心理社会方面的困难,我们只能说轨道Ⅱ是正常的,而丧亲者在轨道Ⅰ上面临着困难,此时似乎丧亲者与逝者的持续性联结没有起到作用,事实上丧亲者可能并没有很好地重组与逝者的关系。同时在两条轨道上考察来访者的问题(见表5-1-1),可以帮助咨询师或者治疗师以更全面的方式进行个案概念化,并考虑用何种适宜的干预方法。

表5-1-1　哀伤双轨模型简介

轨道Ⅰ:生物心理社会功能	轨道Ⅱ:与逝者的关系
1.痛苦的情感和认知(如焦虑、抑郁) 2.身体上的症状(如进食、睡眠或性功能方面的失调) 3.创伤指标(如创伤后应激障碍) 4.人际问题(与家人和其他人际圈的关系)、自尊、自我系统和自我同情受损 5.意义建构面临挑战 6.工作、学习和生活任务目标上的困难	1.对丧失事件或逝者的关注程度 2.对逝者病态的或回避性的回忆 3.对逝者有关的冲突或消极反应 4.当描述与逝者关系时,激烈的震惊、思索、崩溃或理性的弱化 5.当想起逝者时自我意识减少或瓦解,在纪念和转化与逝者的关系上存在困难

(二)依恋模型①

该模型的提出借鉴了霍弗(Hofer)基于其对母婴分离的系列研究后形成的对

---

① 唐苏勤,何丽,刘博,等.延长哀伤障碍的概念、流行病学和病理机制[J].心理科学进展,2014(7):1159-1169.

哀伤的观点①和鲍尔比(Bowlby)对依恋与丧失之间的看法②,主要用于解释延长哀伤障碍中的回避症状群。在自我定义中,个体会形成与重要他人关系的心理表征,以保持与这些人的亲近。当关系受到威胁时,这些心理表征会引发情绪(如绝望)和行为反应(如寻找),以维持"安全感"。当依恋对象死亡时,心理表征需要发生变化,以适应变化了的环境。当然,这个过程不会太快,这也说明了为什么大部分人都需要一段居丧期来进行过渡。之后,安全型依恋风格的个体开始发展新的依恋关系、更新旧的依恋图式;而那些不安全型依恋风格的个体却由于未能充分地处理好丧失带来的情绪过程,依恋图式难以获得更新,他们会继续感知到死者在世、回避那些提示死者已不在人世的线索、对外部世界失去兴趣,且社会功能受损。希尔(Shear)等于 2007 年对 128 名报名参加治疗的延长哀伤障碍患者的回避行为进行测查,发现患者回避的线索主要有 3 个方面:地点和事物、活动、与疾病和死亡有关的引发同情的场景。而且,在控制了延长哀伤障碍的其他症状后,回避提示线索这一症状群可以解释患者的功能受损。③

(三)认知—行为概念化模型④

目前最具系统性的心理机制理论是博伦(Boelen)等于 2006 年提出的认知—行为概念化模型(cognitive behavioral conceptualization)。博伦等认为,在延长哀伤障碍发展和维持的过程中,有 3 个至关重要的加工过程:(1)丧失经历与自传信息库整合不充分;(2)负面信念和对哀伤反应的错误解释;(3)焦虑和抑郁的回避策略。这些加工过程可以用来解释延长哀伤障碍症状为何出现,它们之间的交互作

① HOFER M A. On the nature and consequences of early loss[J]. Psychosomatic medicine,1996,58(6):570-581.

② BOWLBY J. Attachment and loss: retrospect and prospect[J]. American journal of orthopsychiatry,1982,52(4):664-678.

③ SHEAR K, MONK T, HOUCK P, et al. An attachment-based model of complicated grief including the role of avoidance[J].European archives of psychiatry and clinical neuroscience,2007,257(8):453-461.

④ 唐苏勤,何丽,刘博,等. 延长哀伤障碍的概念、流行病学和病理机制[J]. 心理科学进展,2014(7):1159-1169.

用则是症状明显和持续存在的关键。①

第一个核心加工过程源于创伤后应激障碍（PTSD）的认知理论，患者并不认为死亡事件是"真实的"，此时，患者对自我、死者、外部世界和死亡事实的心理表征就出现了不协调，这种原有心理表征和死亡事实之间的矛盾会让患者产生更多的闯入性想法和对死亡事件的注意。

在第二个核心加工过程中，死亡事件的发生，验证或再度激活了个体原有的对自我、生活和未来的负面信念。博伦将患者的这些想法汇总起来，编制了"哀伤认知问卷"。

第三个核心加工过程中的两种策略都包含行为和认知两部分。焦虑的回避策略在行为上表现为回避所有诱发因素，在认知上表现为压抑和沉思，以达到避免承认死亡事件、逃离相关情绪的目的。抑郁的回避策略在行为上表现为退缩和限制活动，在认知上则表现为对事件影响和自身处理能力的负面期待。虽然都是回避策略，但前者主要是处理与丧失相关的内部情绪体验，指向过去和丧失；而后者主要是逃离丧失相关的外部环境，指向未来和适应。

---

① BOELEN P A, VAN DEN HOUT M A, VAN DEN BOUT J. A cognitive-behavioral conceptualization of complicated grief[J]. Clinical psychology: science and practice, 2006,13(2): 109-128.

第二节　个体哀伤辅导

一、认知行为治疗

根据认知行为疗法的理论，一个人应对丧失反应产生的灾难性误解，是造成当事人回避行为的重要驱动力。特别是当人们担心自己反应的剧烈程度，并把它当作一种即将患上心理疾病的征兆时，例如"将要疯了"或是"失去控制了"，他们便更可能表现出诸如认知和情境回避的行为。这又反过来妨碍了对丧失事实的接受，阻碍了对误解的改正、对自己和逝者看法的适应、建设性行为的出现，因此导致痛苦持续。研究表明，这种灾难性的误解与回避行为有着紧密的联系，它们又一起诱发了延长哀伤障碍的症状。行为实验对突破维系哀伤过程中的灾难性误解和回避行为的恶性循环来说具有重要作用。行为实验是一些特殊的行为或作业，当事人可以用其测试他们所持有的灾难性误解，并减少他们不利于适应的回避行为。我们可以通过以下五个步骤进行行为实验。①

（一）找出问题

这一步包括识别出当事人所避免的内部和外部刺激物，以及在回避行为背后隐藏的灾难性误解。通常来说，"丧失的事实"是努力回避的最核心刺激物，"将会发疯"是最核心的"灾难"。不过，为了实施行为实验，干预者和当事人要识别出所回避的特定刺激物（"哪一种内部刺激——想法、记忆，或者外部刺激——地

---

① 罗伯特·内米耶尔.哀伤治疗:陪伴丧亲者走过幽谷之路[M].王建平，何丽，闫煜蕾，等，译.北京:机械工业出版社，2016:138-139.

点、人物、物品、情景,是你尽力回避的"),详细列出所恐惧的灾难("准确来讲,当面对这些让你焦虑的东西时,你害怕会发生什么事情")。特别指出,当意识到这些回避的刺激物和灾难时,当事人通常会进一步怀疑这些灾难性预测的可靠度。

(二)找出目标认知(或"灾难性预测")

这一步包括找出一种清晰的(同时是可证伪的)灾难性预测所带来的后果,这个过程中使用"如果……就……"的方式进行鉴别:"如果……"代表面对所回避的刺激物,"就……"代表面对之后所带来的可怕后果。

(三)找出可替代的认知(或"积极性预测")

这一步包括找出面对"如果……"情境时的一个可替代的结果。这种结果不一定非得是积极的,但是通常是更加温和的、现实的,而且与当事人所恐惧的灾难相比是更容易接受的。这种替代的结果也是清晰明了的。

(四)行为实验

这一步包括设定一个清楚的、具体的行为作业,通过这种方式可以搜集信息来评估灾难性预测与替代认知的可信度。这通常意味着一步一步接近当事人所回避的刺激物,并且行动方式要明确。这种方法有时要在一次会谈中完成,有时需要当事人在两次会谈之间自己完成,不过这样就可能需要别人的帮助。

(五)评估

在行为实验完成之后,干预者和当事人评估它的结果,比较当事人灾难性预测和替代性预测分别带来的结果的差别。继续设计这样的作业以搜集更多的信息,增强当事人的积极性预测,或者也可以用来检验当事人其他的灾难性想法。

行为实验抚平了哀伤

小A,在读硕士研究生,一年前他的父亲带他去进行桥梁检测,当时父亲让他站在江边拍照,父亲则站在桥梁检测车上工作,突然检测车剧烈抖动,将父亲抛到江里,父亲拼命往江边游,但最后还是沉入江中失去了生命。小A一直很强烈地渴望去接近父亲,但当意识到这种愿望是不可能实现的时候,便感觉到内心的悲痛和回避。他回避别人谈论桥,也回避自己到有桥的地方,于是出现了不能适应生活的状况,坠江现场的画面经常在他脑中闪回。

小A坚信,一旦他面对父亲已经离世、永远地走了的事实,他就会"发疯"(第1步,找出问题)。他的灾难性想法是"如果我允许自己去想我爸爸坠江的场景和由此带来的后果,我将会崩溃",他的这种"崩溃"指的是失去和现实的联结、不能够学习和社交(第2步,找出目标认知)。8次会谈之后,替代的认知变成"如果我允许自己去考虑父亲出事的过程,我将会悲伤和痛苦,不过终将有一天悲痛会减轻到我可以控制的程度,而且之后不会严重到让我不能去学习、工作和社交"(第3步,找出可替代的认知)。行为实验包括让小A看一张桥的照片;然后请他详细地描述事故发生现场自己看到的、听到的和感受到的,会谈结束后跟母亲到父亲发生事故的桥边祭奠(第4步,行为实验)。会谈时,小A悲痛欲绝,泪流满面;当回忆起当时的情况时,小A非常恐惧。回顾这场坠江事故帮助小A明白了根据他当时的能力和江上的环境,自己是没有办法在父亲坠江的时候救下父亲的,也让他对父亲的内疚感转为对操作桥梁检测车的工人的愤怒。虽然他的情绪很激动,但是,他的情绪并没有完全吞没理智,他的描述还是很清晰的。说出了长久以来一直压抑的情感让小A的状态接近耗竭,但他同时也获得了一种解脱和自由的感觉。会谈后,小A跟母亲和其他几个重要家人到发生事故的桥边待了一下午,并为父亲烧了纸钱,那天下午当事人和家人都再次痛哭流涕,但家人们相互支持、安慰,增强了小A面对现实的信心。一周后的会谈,小A认识到丧失的悲伤替代了先前的渴望和排斥,能够应付一切的自信取代了恐惧自己会发疯的想法。当咨询师和小A回顾之前的会谈时发现,行为实验已经改变了他的灾难性想法,取而代之的是一种积极性预测(第5步,评估)。

哀伤反应中的灾难性想法与适应性不良的回避行为紧密联系,而这又使得哀伤的当事人经历更久的延长哀伤障碍症状。行为实验能够用来检验那些灾难性的非理性想法的准确性,从而改变当事人的行为。行为实验不是一个单独的治疗,它是一个更为复杂的认知行为治疗过程中的一部分,这一过程需要以下几个条件:当事人和干预者之间建立安全的治疗关系,有一个可以用来讲述丧亲故事的房间,干预者能够识别出当事人的伤痛,以及接受当事人处理丧失的方式。行为实验应该用一种一致的方式来实施。当事人要了解其基本的原理,并且有参与实施的动机。因此,这只适用于那些感觉自己被困住了,并且想去摆脱这种痛苦的当事人。重要的是,结合其他认知行为疗法的干预方法,行为实验对于减轻患有延长哀伤障碍当事人的压力以及其无法行动的症状来说,已经被证实是有效的。

二、叙事心理治疗

叙事心理治疗是由澳大利亚的迈克尔·怀特(Michael White)和新西兰的戴维·艾普斯顿(David Epston)在20世纪80年代创立的,是咨询师或治疗师在倾听来访者故事的基础上,采用恰当的方法来帮助来访者找出具有积极意义但被来访者忽略的生命故事,并且以此为契机重新建构来访者的生活意义以及唤起来访者内在力量的过程。[①]

叙事心理治疗的理论源于后结构主义、社会建构论和福柯的思想。后结构主义中对"意义"和"自我认同"的不同解读,社会建构论中对"现实"概念的独特阐

---

① 沈之菲.叙事心理治疗:一种后现代的心理咨询方法[J].思想理论教育,2003(12):19-22.

述,以及福柯在知识、权力上与众不同的观点,都为叙事心理治疗奠定了深厚的哲学基础。[①]

叙事心理治疗的基本理念是:(1)语言建构了现实,而不是对现实的反映和描述;(2)"问题"是一种叙事,而非一种"存在";(3)心理问题产生的原因在于社会的主流叙事与个体叙事之间存在冲突或矛盾;(4)治疗师与来访者的关系是平等且互动的。叙事心理治疗以社会建构论为方法论基础,主要的方法有故事叙说、问题外化、"由薄到厚"等。[②]

叙事心理治疗的目标是:使来访者从消极的生活模式中走出来,重新书写积极、向上以及有意义的生命故事,最后使来访者内在力量被唤起,以积极的心态面对生活。叙事心理治疗是一个赋予希望和意义的过程,和传统心理治疗不同,它将来访者看作一个具有自我实现能力的人,是独特的有着自己故事的独立个体。它相信来访者能够发现生活的闪光点,重新定义生活,进而建构有意义的生活。叙事心理治疗用于哀伤辅导时可以按照以下5个步骤进行。[③]

(一)故事叙说

人们通过思想和社会互动不断创造个人的故事,并且内化到生命记忆中。但故事无法涵盖生命中的所有经验,我们通常只是汲取了符合社会主流叙事或与故事主题相一致的部分。当来访者带着问题找到治疗师时,一旦进入叙说,他会无意识地选择重要片段说给治疗师听。所以,叙事治疗师需要通过解构式问话技巧引导来访者尽可能完整地叙述问题故事的各个细节,鼓励更完整的叙说,促使他们在咨询中将叙说从"问题对来访者生命的影响"转变为"自己对问题的影响"。

---

① 肖凌,李焰.叙事治疗的西方哲学渊源[J].心理学探新,2010,30(5):29-33.
② 翟双,杨莉萍.叙事心理治疗的特征及其与中国文化的契合[J].医学与哲学(人文社会医学版),2007,28(11):55-57.
③ 汪倩.重写生命故事之美——叙事疗法在老年社会工作中的应用[D].南京:南京航空航天大学,2019.

（二）问题外化

叙事心理治疗理论认为语言并非客观中立，而是带有价值意涵，我们所使用的语言体系受到权力阶层的控制和导向，会受到社会文化的影响，来访者会潜在地认为问题是自己造成的。其实，问题有时并非源自来访者自身，他们不是问题的共生体。因此，叙事治疗师就是要将问题与人分离，问题是问题，人是人，来访者可以将问题想象为一件物品或者一个人，并为问题命名。这样可以帮助来访者客观地去看待问题，从而清晰地察觉到问题的实质和影响。另外，问题外化还可以帮助来访者重新获得对生活的控制感，将"问题"拽离自己的身体并以一个掌权者的姿态对其取名可以减轻来访者被问题牵着走的状况，激励来访者的信心。工作时治疗师必须非常注意自己的遣词造句和问话技巧，描述问题时可使用诸如"在你看来，它是什么时候来到你身边的？""它对你产生了哪些影响？"的提问方式。

（三）寻找例外

叙事治疗师要在来访者的叙说中找出那些未被叙说但在故事中具有重要意义和积极力量的线索。这些线索提供了支线故事的入口，一旦打开这个入口，将产生巨大力量。当来访者在叙说时出现与主轴故事相冲突和抵触的支线情节时，叙事治疗师需充分重视并请来访者重述这些情节的细节，与来访者一起探讨这些先前被忽略的情节的意义和本质、来访者对自己的行动有什么样的感受、他们又是如何描述采取这些行动的自己的，让他们看到在这些情节中他们是如何凭借自己战胜问题的。借由问话帮助来访者寻找出特殊意义事件，在叙说—再叙说、检核—再检核的过程中延伸特殊意义事件的意义。

（四）由薄到厚

治疗师在寻找例外的环节中就是要帮助来访者在主线之外寻找其他的闪光

点,找出一个个闪光点之后再将它们重新串联成一个立体的图形,治疗师在这个立体图形中不断填充积极意义的点,让这个图形由薄到厚,越发饱满和立体。一步步的对话过程将帮助来访者逐渐丰富特殊意义事件的内容并开始体悟到特殊意义事件的内涵和意义,同时更重要的是在这个挖掘和填充的过程中,来访者会对自己越来越多的闪光点或以前根本没有注意到的概念和思考逻辑感到惊讶和惊喜,不断加深自我积极的信念。

(五)重新建构

艾普斯顿和怀特将叙事心理治疗的过程分为 3 个阶段。第一个阶段即"分离"阶段,人们脱离先前支配个人生命故事、所处情境以及自我认同的主流看法。第二个阶段即"临界"阶段,人们察觉到新的可能,并伴随着困惑感。第一和第二阶段就是寻找例外和由薄到厚的过程。第三个阶段即"整合"阶段,人们重新发现真相,这些发现通过与他人的沟通及反馈获得强化。第三个阶段就是重新建构的过程。在这个阶段,治疗师可以使用到治疗文件和局外见证人团队。长久保存的信件、声明、证书、电子邮件、录音录像、绘画、照片等治疗文件可以协助来访者记得自己挖掘出的支线故事和新的叙事逻辑。所谓局外见证人团队就是通过局外见证人分享自身或所知道的其他人的故事,或者是分享在听完来访者的叙说后带给自己的感悟等,来增强来访者的被支持感、被理解感以及自豪感和信心。

·典型案例·

重写生命故事之美[1]

王爷爷和老伴老来得子,对儿子一直宠爱有加,但是儿子却因交通事故意外去世。儿子的意外死亡对他的精神打击可以说是致命的,老人悲痛欲绝,整日活在对儿子的思念中,并且他一直对自己没有阻拦儿子天黑骑车不能释怀,认为是自己害了儿子,极度自责和懊恼。这些因素

---

[1] 本案例引自汪倩的硕士学位论文,有删减。汪倩. 重写生命故事之美——叙事疗法在老年社会工作中的应用[D].南京:南京航空航天大学, 2019:21-32.

加起来让王爷爷的自我评价极低,充满了自我怀疑和自我谴责,生活变得没有意义和价值。

阶段一:故事叙说

咨询师营造了一个安全和舒适的环境,安静且专注地在旁倾听当事人的叙说。通过当事人的叙说,可以发现他主要的问题是由儿子的意外死亡导致的情绪障碍以及社交障碍。他的情绪障碍包括抑郁、悲伤、愤怒和幻觉,社交障碍表现为不愿外出与人交往,特别是陌生人。并且当事人将所有的情绪最后都归结于上天对自己的报应,由此造成对自己极度的自责等负面评价。由于当事人的报应论认为儿子的死是自己上辈子造的孽,自己老来丧子是活该,在这个因果报应的逻辑图式下,他将问题深深与自己捆绑在一起,认为要是自己忘了儿子的话便是对不起死去的儿子,是不爱他的表现,因此长久都不能走出悲痛。

阶段二:问题外化

咨询师通过问题命名和问话技巧将问题外化,比如当事人将自己的抑郁命名为"痛苦",咨询师紧接着就依次提出如下问题:"痛苦是怎么影响到你的生活的,你在什么时候会感觉到痛苦的存在呢?""丧子之痛让你开始有些敏感,不愿外出了是吗?"这样的外化处理让当事人不自觉地开始将问题和自身进行分离,问题开始得到控制,他不再使用"我的过错""我造的孽"之类的自我责怪,逐步将自我从对他人、对上天的愤恨的词语中抽离出来,问题本身开始变得中性。

阶段三:寻找例外

在此阶段,咨询师进一步挖掘出当事人生命故事中的特殊意义事件,通过打开当事人问题故事的缺口,进入更广阔的支线情节。咨询师引导当事人详细回忆了跟儿子相处的幸福时光的点点滴滴,然后又引导当事人回忆参加党员活动的快乐体验,最后还发现当事人具有唱歌特长。在咨询师不断对几条支线的故事进行具体化的过程中,当事人开始动摇之前对所有人怀有偏见的想法,开始意识到他所认为的别人都会在他背后"指指点点""看不起他",其实并不尽然,不是所有人都会这样,这只是他自己主观建构的他人幸灾乐祸的世界。

阶段四：由薄到厚

在这个阶段当中，咨询师最常用到的问话就是"你在什么情况下会受到它的影响？""那又在什么情况下你不会受制于它？""是什么样的力量或信念让你在这种情况下不受制于它呢？""你是怎样看待这种力量以及拥有这种力量的？"当事人在咨询师引导下，回忆了很多过去的细节。多年来身边人的劝说，让当事人不要再去想儿子，在他面前也尽量不提儿子。当事人也压抑着自己不要去想。不承想，在咨询师的引导下，他竟然一下子说出了这么多和儿子美好幸福的瞬间，心境一下子变得明朗了很多。

阶段五：重新建构

通过对当事人和儿子过去记忆的挖掘，咨访双方一起探索出很多温馨快乐的特殊意义事件，在说这些故事的时候，当事人的语调轻松，表情温和，处于一个非常和蔼的状态。这与之前的状态判若两人。经过引导和对话，当事人发现原来他和儿子的联系不仅仅是对他意外去世的悲痛和对自我人生的谴责，原来他们之间还有这么多愉快的回忆。当事人也意识到自己在父亲角色的扮演上非常合格，并且这种爱也延续到了儿子对孙子的教育上，让当事人倍感自豪。这些特殊意义事件给了当事人巨大的能量，他开始重新审视自己，对自己有了正面积极的评价，发现了自己的闪光点，开始肯定自己。在治疗的末尾，咨询师安排了一个告别仪式，咨询师扮演当事人去世的儿子和他进行对话，借由告别仪式完成当事人的未竟之事，让由于意外事件而没能有机会正式和儿子告别的当事人好好地和儿子说再见，从而摆脱对儿子的愧疚感和自责感，开启了新生活。

在这个案例中，咨询师通过让王爷爷叙说故事和问题外化，使他看待主线故事的视角发生转变，开始脱离了主流叙事。再通过寻找例外和由薄到厚的丰富、充实，让王爷爷开始重新改写生命的故事。最后，王爷爷建构了新的人生故事，咨询师在结案前运用告别仪式巩固了王爷爷重建后的剧本的稳定性和延续性。

三、格式塔疗法

格式塔疗法是弗里茨·皮尔斯(Freitz Perls)在 20 世纪 40 年代创建的,该疗法是建立在格式塔心理学基础之上,并且统合了精神分析、语义学和现象学等理论,从而发展出的一种治疗理论与技术。

(一)格式塔疗法理论

格式塔疗法的理论基础主要有以下四个方面。[①]

1."完形"的形成与破坏

"完形"指的是统一或者统一的整体,也可以理解为不可分割的两部分组成整体的形式。"图形"和"背景"构成一个"完形"。"图形"指的是个体的现在,即当前所经历的、体验到的那部分最显著的前景。"背景"指的是任何被知觉为完整图形以外的部分。在咨询或治疗中,关注来访者最为显现的那部分是首要的工作,但是只对显现部分进行处理就会破坏"完形",因为"背景"部分常常也会带有信息,这部分也是构成整体的结构成分,因此在实际操作中咨询师、治疗师既要关注个体的内部区域(内部知觉,包括一些主观感受,比如内脏感觉)、中间区域(指思维、情绪、想象、记忆和期望)和外部区域(外部环境接触的觉察,比如看到的),又要关注个体所在的体验场(个体所能意识到的现象,它通常指我们的主观体验)、关系场(咨询师和来访者之间相互影响)和宏场(咨询师和来访者存在的大背景,包括文化、历史、政治及灵性等方面的因素)。

2.体验循环

体验循环是识别图形形成、阻断及完成的一种简单有效的方法。体验循环可以划分为 8 个不同的步骤,从体验的知觉开始,逐渐识别和命名这种知觉,到动员自身能量,决定如何对之做出反应和采取行动,再充分接触,直到获得满足,才进入消退,恢复到初始状态。如此循环往复形成一个体验循环。体验循环系统在实

---

① 袁飞,李祚山.格式塔疗法的理论与技术初探[J].校园心理,2018,16(2):153-155.

际应用中,可以用于察觉阻断的位置,有效帮助咨询师很好地理解来访者的体验。比如,一个焦躁不安的来访者表现为兴奋多动,但却无法行动,说明他在动员与行动之间出现了阻断。

3.未完成事件

未完成事件指的是来访者尚未获得圆满解决或彻底弥合的既往情境,尤其指创伤或艰难情境。一般对未完成事件进行以下操作。(1)探索背景。因为未完成事件都有起因和背景,包括直接原因、根本原因等,在这些背景资料中通常含有影响未完成事件的个人信念、内射和相关个体的影响作用。(2)直面僵局。咨询师鼓励来访者直面治疗中的痛苦,让他停留于不安和胶着状态中,积蓄能量而后蓄势待发。(3)处理核心信念和情绪。咨询师选择不同的干预方式,让来访者过去未被表达的东西浮出水面,并确保他们能获得足够的支持来解决问题或完成弥合。(4)处理来访者的内射。内射是对他人信念的内化,咨询就是帮助来访者将这些内射带入意识层面,然后对是否保留这些信念做出选择。(5)整合工作。整合通常出现在收尾阶段,来访者此刻实现了新的行为模式和新的存在方式的建立,获得了重生,适应了新的生活。但是,值得咨询师注意的是破镜难圆,世界上没有那么完美的弥合,要接纳咨询效果的不完美。

4.“此时此刻”与能量冻结

格式塔疗法将主要能量用于现在,探寻“此时此刻”,认为除了此刻,不存在其他东西,回忆代表过去,展望代表未来。但是,人们往往最容易忽视的就是现在。该疗法强调充分感受、体验这一刻,要求来访者把未完成事件当时的情境带到现在的情境中让其更加直接地体验。在具体的心理咨询中,咨询师需要问“是什么”和“如何”等问题,而不是去问“为什么”这类问题,其目的是促进来访者对现时的察觉,鼓励用现在的方式对话。有时,咨询中来访者会出现某个部位紧张,如感觉麻木、心跳加速等情况,这提示咨询师出现了阻抗现象——能量冻结。此时需要咨询师帮助来访者关注当下感受,找到能量冻结的焦点,有时可以采用夸张的方法激发来访者发现自身的不良行为与感受。

（二）格式塔疗法技术

格式塔疗法发展出很多独创的技术,比如实验技术、梦的工作技术、觉察的技术、身体工作的技术、倒转技术等。其中,以实验技术中的空椅子技术最为著名。

空椅子技术的本质是角色扮演,是使来访者的内射外显的一种技术。此技术运用两张或多张椅子,要求来访者坐在其中一张椅子上,扮演内心冲突情境的一方,对着另一张椅子(扮演内心冲突情境的另一方)进行表达,接下来可能换坐到另一张或几张椅子上,扮演内心冲突情境的另一方或者观察者,通过让来访者所扮演的角色持续进行对话,以逐步达到自我整合或者自我与环境的整合。空椅子技术在帮助来访者宣泄和整理内心积压的情绪、想法、压力,以及了解来访者未谈及的一些信息方面非常有用,在哀伤治疗中有着显著的疗效。其操作步骤如下。[1]

(1)向来访者简要说明空椅子技术。

(2)制作标签。用尽可能简洁的词或字,代表冲突的自我的两个部分或自我与他人,将其分别写在两张纸上。

(3)摆放椅子。选择 2 张(也可以是 3 张或 4 张)相同的椅子,将其面对面摆放(它们之间的距离由来访者自己决定),咨询师坐在两张椅子的正中间。

(4)选择开始(由来访者自己做主)。让来访者把写好的 2 个标签分别放在 2 张椅子上,并选择其中 1 张椅子坐上去,把标签拿在手里。此时咨询师也坐在自己的椅子上,手里拿着纸和笔。

(5)放松、想象。请来访者闭上眼睛,保持舒服的坐姿,注意自己的呼吸,慢慢地深深吸气,缓缓地呼气,全身放松,让来访者完全沉浸在标签所写的角色里。

(6)开始对话。此时咨询师需要记录来访者所说的话,用余光看来访者,不要与来访者有任何交流,以免影响他。

(7)换身份。让来访者坐到另一张椅子上,拿起那张椅子上的标签,做深呼吸,放松下来,整个身心沉浸在这张椅子所代表的全部角色里,即重复第 5、6 步。

---

① 郑庆友. 空椅子技术的应用:以特殊社交恐怖症个案咨询为例[J]. 心理技术与应用, 2014(1):47-50.

当来访者说完,咨询师要问:"还有吗?还想坐到那张椅子上去吗?"如果来访者还需要表达,可以形成一个来回反复的过程。咨询师对来访者坐在同一张椅子上说的话,要记录在同一栏里。

(8)结束后的交流讨论。咨询师不需要与来访者谈及记录的每一句对话,可以这样说:"刚刚经过这样一个过程,你有什么想法吗?(有什么感受吗?有什么想说的吗?)"要相信来访者有充分的内加工能力。

使用空椅子技术的注意事项如下。

(1)有的来访者很激动,坐到椅子上放松不下来,情绪难以平静。要等来访者平静下来,可以理性思考的时候再开始。

(2)咨询师一般不参与对话,并让来访者只代表这张椅子说话,用第一人称表达,确保陈述不混乱。但如果咨询师能够觉察出来访者有未能表达出来的情绪,且能够保证这种情绪表达符合来访者的利益,咨询师就可以抓住时机来推进深度对话。

(3)当让来访者坐到对面代表另一方的椅子上的时候,有些来访者不愿意坐过去,这时,咨询师可以对他说:"并不是要你成为他,而只是要用这种方式,去体会一下心灵和心灵之间的对话。"

(4)在与他人对话时,需要营造好氛围,让来访者充分想象对方就坐在眼前,引导来访者做细致的想象,包括对方的五官、声音、发型、衣着、身体姿势等,就像真的看到对方就在眼前。

(5)在反复更换身份的过程中,常会遇到来访者有很多情绪反应,如哭泣、将陈年旧事翻出来、难以控制等。咨询师要保持平静和坚定,因为此时来访者需要的是力量,而不是安抚。一个有力量、坚定的咨询师更有价值。

(6)空椅子技术进行大约40分钟结束,如果来访者还有很多话没说完,要择机叫停。可以说:"好,今天先到这里,我们谈论了一些内容,虽然没有谈完,但我想你有了一些思考。还有很多话没有说完,下周我们继续,好吗?"

(7)有的来访者在最后会说自己知道怎么选择了,咨询师一般不鼓励来访者仓促地选择,可以先进行描述性表扬:"在刚刚的过程中看到你这么认真努力地从各个方面来思考问题,看来你已经厘清了思路。如果你愿意试一试对于这样一个选择再保留几天的思考,那么对这个问题可能是更慎重的。"

空椅子技术帮助安子解决了未完成事件

安子,34 岁,女性,一位负责员工关怀的企业职员。父亲在她大学刚毕业的时候因为得了不治之症而服毒自杀。父亲生前非常疼爱安子,因而她听到父亲去世的消息悲痛欲绝,此后经常出现场景闪回、晚上做噩梦等症状,精神状态低落。为了解决自身问题,安子专门考取应用心理学专业硕士,通过学习、培训和咨询来理解、消解自己的哀伤,症状逐渐减轻。在一次哀伤辅导培训中培训老师示范空椅子技术时,安子主动提出想跟父亲进行一次空椅子对话。以下是空椅子对话的片段。

咨询师:现在我邀请你轻轻地闭上眼睛,把自己的注意力放到呼吸上,吸气……呼气,对,很好! 就是这样。继续关注自己的呼吸,你感到越来越放松,越来越轻松。现在,请想象你的父亲就坐在你对面的椅子上,看清楚他的样子,看看他的发型、他的衣着、他的身体姿势,看清楚之后就点点头示意我一下。现在,把你的全部感觉都沉浸在自己的内心。在心里,你有很多话想对爸爸说。等你想好后,就用"我"和"你"来对话。你可以把你心里想说的话,全部对他说出来。

来访者:老爸,我……我想你,你在那边过得还好吗? 你为什么不给我一个准备就离开了我们。我经常做梦梦见你,你的样子也经常出现在我的脑海中,你知道吗,我这十几年过得很辛苦。你曾经说过,我是你的骄傲,是我们村的唯一的大学生。可惜你没有看到我后来又努力读了个心理学的研究生,现在在大城市的一家外企工作,待遇还不错,你却没有看到今天女儿的成功。哥哥现在店里生意也做得很好,雇了 3 个人帮他干活,年收入比我高。妈妈跟哥哥住在一起,也时不时到我这里住一下,我们现在都在一个城市……(这个过程中来访者是边哭边说,情绪是可控的,随着情绪的表达,其激烈程度有所缓解)

咨询师:还有什么要跟爸爸说吗?

来访者:暂时没有了。

第一次交换位置

咨询师:嗯,现在,你可以坐到对面的椅子上吗?

来访者:我有些怕。

咨询师:嗯,你可以选择坐过去,也可以选择不坐过去,这是你的权利。坐过去并不是要你成为他,而只是用这种方式,去体会一下心灵与心灵之间的对话(沉默了约40秒,来访者坐到了对面的椅子上)。

嗯,现在想象一下您是安子的爸爸(停顿30秒),把注意力放到对面那张椅子上,看清楚你的女儿,看清楚她的五官、发型、衣服,看清楚了示意我(等待来访者点头示意后)。刚才您的女儿说她想您,说她十几年过得很辛苦,说她读了研究生,在一家待遇不错的外企工作,她很遗憾您没有见证她的成长过程。作为爸爸,您听安子这么说之后,您有什么感受,您会想跟女儿说点什么。对,眼睛看着女儿那边。

来访者(扮演爸爸):孩子,是啊,爸爸也很想你们啊。你是爸爸的骄傲啊!爸爸原来就知道你会出息的,小时候你学习就知道努力,还懂得帮爸爸妈妈做家务,你一直都是我心中的好孩子。听你说十几年来很辛苦,我很心疼你。爸爸走了,并不希望你过痛苦的日子啊。爸爸希望你能开心过日子。你看,你现在又是研究生,工资又挺高的。妈妈和哥哥住得很近,而且生活都不错,也该开心了。我在这边过得很好,不用挂念。你们每年烧过来的钱我都花不完……

第二次交换位置

来访者:嗯,爸爸,听你说在那边过得很好,我放心了很多。可是我现在还欠你5万块钱呢,我不知道往哪里还给你,当时刚毕业工作,我缺钱用,你二话不说,就给我5万。我真是对不起你,你为什么放弃自己的生命?让我连个还钱给你的机会都没有,你怎么这样呢……

咨询师:你可以尝试告诉爸爸,我恨你。

来访者:(沉默了20秒)其实我真的恨你。你为什么这么不负责任选择抛下我!没有见证我成家,让我没有办法还你钱啊!你真是太狠心了!我真是无语呀(开始哭得撕心裂肺,痛哭了约3分钟后,声音开始慢慢缓和下来)是啊,你都没有看见我结婚,我生小孩啊,我现在有两个孩子……

第三次交换位置

来访者(扮演爸爸):孩子,你恨我。是,爸爸是应该恨的。我也不清楚会出现这个意外,人各有命吧。钱你已经给我了,我在这边都不缺钱花的,那5万块钱本来是留给你作为陪嫁的。你就放心吧!孩子,好好照顾自己……

第四次交换位置

来访者:爸爸,知道吗,我好爱你呀!你自己在那边要好好的,我们都很幸福,今年过年回去,我、妈妈和哥哥都会去给你上坟的。

在这个案例中咨询师使用空椅子技术,让来访者和自己的父亲在想象中见面,充分表达了自己的思念之情,表达了对父亲去世的遗憾,解决了未完成事件。应该特别指出的是,在对话的背后,咨询师觉察到来访者对父亲不仅有爱,而且还有怨恨。咨询师敏感地觉察到这一点,让来访者将其隐藏在深处的怨恨也宣泄出来,产生了深层疗愈的效果。空椅子技术将来访者各个部分进行了整合,同时也协助来访者完成了自己的未完成事件。

第三节　团体哀伤辅导

一、紧急事件应激晤谈法

（一）紧急事件应激晤谈法概述

紧急事件应激晤谈法（critical incident stress debriefing，CISD），又称为危机事件压力转化或危机事件应激报告模式，是一种系统的、通过交谈来减轻压力的方法，目前在国际上应用比较广泛。紧急事件应激晤谈法作为一种会谈式心理危机干预，可以缓解个体在灾难后可能潜藏的心理阴影，防止可能出现的急性应激障碍（ASD）或创伤后应激障碍。米切尔（Mitchell）于1983年在军事应激干预经验的基础上提出这种方法并将其推广至急诊医疗服务，用于缓解消防队员、警察、急诊医疗工作人员和其他处于危机事件（即创伤事件）中的人员的应激反应。米切尔认为，帮助受害者本身就构成了救助者（如消防队员、警察和其他应急服务人员）的主要应激源。紧急事件应激晤谈法是通过减弱应激的急性症状来减少创伤事件造成的不良事件后果，从而降低出现继发性精神症状的风险。

紧急事件应激晤谈法分为正式操作和非正式操作。非正式的分享和反馈是创伤事件发生后第一重要的干预策略，而且由受过紧急事件应激晤谈法训练的现场工作人员来完成。非正式的分享和反馈包含3个阶段，是正式操作的简化，通常需要1个小时的时间。这3个阶段是：第一，小组成员进行自我介绍，说明分享与反馈的经过，并阐明自己的期待；第二，通过参与者从各自角度对事情经过的事实的澄清、对各自的认知和情绪反应的反省与表达以及对与创伤事件有关的情感不适的症状的讨论，探索创伤体验的具体内容；第三，指导者为参与者提供有关心理学的知识背景,帮助他们调整对创伤事件的认知失调,从而使他们对事件的认识回归正常,并就创伤等事宜进行教育疏导。①②

(二)紧急事件应激晤谈法的目标

(1)结构式的小组探讨(救援人员、受害者、受害者的亲人和朋友)。

(2)保证参与者的基本需要得到满足,包括提供丰富的信息。

(3)讨论丧失在生命中的意义。

(4)正常化情感反应,减少个体感觉和情感上的独特性。

(5)提供小组支持,强化受害者之间的社会支持,增强小组凝聚力。

(6)解释正常、不正常的应激反应表现。

(7)鼓励、教会、强化应对方式。

(8)教会减轻焦虑的方法。

(9)促进受害者恢复事件前的功能和生活习惯。

(10)识别急性应激反应的高危个体,保证能够随访或给予专业帮助。

(三)紧急事件应激晤谈法的正式实施步骤

领导者:2~3名专业人员,对应激反应有很好的理解。

对象:与事件有关的人员,6~12人为宜。

时间:通常在事件发生后的2~10天内进行;在重大灾难中,通常在3~4周后实施;事发后24~48小时是理想的干预时间,6周后效果甚微。

会谈方式:紧急事件应激晤谈法是一种结构式的访谈法。它必须经过严格规范的操作过程,才能保证疗效。正式的紧急事件应激晤谈法的实施一般分为7个阶段,每一阶段对应相应的步骤,前一阶段结束后才能进入下一阶段。

---

① 马建青,等.大学生心理危机干预的理论与实务[M].杭州:杭州出版社,2011:248-252.

② 陶晓琴.CISD在心理危机干预中的应用[J].四川教育学院学报,2011,27(12):34-36.

1.导入期(introduction)

导入期是相互认识、建立良好咨访关系的时期,是让参与者了解和信任干预者,减少工作阻抗并取得合作的时期,同时这一时期也要告知参与者紧急事件应激晤谈法的目标和规则。主要内容包括:干预者进行自我介绍及描述对事件的了解;解释干预的目的,取得参与者的合作;回答参与者的一些基本问题并强调严格的保密性,不许录音录像,出门后不能传播;参与者可以说自己的事情,也可以说其他人的反应;如果谈话引起参与者的痛苦焦虑,干预者会帮助其放松;参与者有权利不讲话,可以用点头摇头的方式表示答案;参与者可以随时提问;介绍危机事件是非常事件,经常把人击垮,但经过晤谈,参与者能更快地应对,更好地生活、工作。同时,干预者要强调晤谈不是心理治疗,而是一种减少创伤事件所致的正常应激反应的方法。

2.事实期(fact phase)

此阶段主要是要求参与者回顾事件发生时的真实情况,以便把整个事件呈现出来。参与者回顾事件的情境与事实细节,谈当时的所见所闻以及自己当时认为发生了什么、后来又发生了什么等。这一阶段,干预者以倾听为主,不用给予很多的回应。干预者的目的是帮助每个人从自身的角度描述事件,每个人都有机会增加事件的细节,使整个事件得以重现。同时,干预者要打消参与者的顾虑。如果参与者觉得在小组内讲话不舒服,可以保持沉默。选择沉默也适用于其他阶段。

3.想法期(thought phase)

此阶段,参与者描述其对事件的最初想法及情绪反应。干预者要询问参与者,他们对所发生事件的最初想法是什么。从对事实的讨论过渡到对思想的表达,使事件开始具有个人化的意义,并引起参与者的情绪体验。在参与者讨论想法的过程中引导他们去体验与想法相一致的情绪。

4.反应期(reaction phase)

这一阶段是参与者情绪最强烈的阶段,也是最为低潮的时期。当参与者谈到自己对事件的情感反应时,干预者要表现出更多的关心和理解。参与者在这一阶段可以进行如下询问:事件中最麻烦的是什么?你能否改变一点?这种改变是什么?

5.症状期(symptom phase)

此阶段主要是要求参与者描述自己应激反应综合征的表现,可以从心理、生理、认知和行为等方面来描述。干预者此时询问他们在危机事件过程中体验了什么不同寻常的事情,现在正体验什么不同寻常的事情,自从紧急事件发生之后他们的生活发生了什么变化;讨论其经历正导致家庭、工作或生活发生什么变化。有些参与者会觉得自己的问题可能只有自己才有而不敢讲出来,这时干预者可以举出一些例子,帮助他们表达自己存在的问题。这一时期,干预者需要识别参与者是否存在创伤事件所导致的躯体或心理症状,主要目的是识别参与者希望分享的应激反应,开始将情感领域转向认知领域。

6.指导期(teaching phase)

此阶段主要是干预者要帮助参与者应对上述出现的问题。干预者介绍正常的反应及应激反应模式,强调参与者以上的症状及感受是对危机事件的正常反应。参与者会很容易谈到如何应对这些问题、哪些问题是正常的。干预者可以教授一些危机反应的基本知识、放松疗法、应对方式等;要嘱咐参与者不要饮酒,注意饮食、锻炼,多与他人交往等。此时也可以指导他们学会以积极的方式去应对,使用"安全岛""保险箱""遥控器"等心理学技术将内心深处的负面情感宣泄出来,并努力让他们确信自己的反应并不意味着有精神病理学意义。

7.再入期(re-entry)

这是最后一个阶段,是用来澄清、回答一些可能被忽略或者不清楚的问题,对整个干预阶段做出总结,让参与者说出刚才谈论的事情,还想谈论什么事情。干预者回答他们的问题,解决尚未解决的问题,提供合适的指导,最后安抚,制订未来行动计划,做出总结。这一时期的目标是关闭创伤事件,总结晤谈中涵盖的内容,回答问题,评估哪些人需要随访或转介到其他服务机构。

(四)注意事项

(1)那些处于抑郁状态的人或者以消极方式看待晤谈的人,可能会给其他参与者增加负面影响。

（2）建议晤谈与特定的文化相一致，有时文化仪式可以替代晤谈（如哀悼仪式）。

（3）对于急性悲伤的人，并不适宜参加紧急事件应激晤谈，他们所处的时机不合适，晤谈可能会干扰其认知过程，引发精神错乱。如果参加晤谈，受到高度创伤者可能会给同一晤谈中的其他人带来灾难性的创伤。

（4）不支持只在参与者中单次实施。

（5）受害者晤谈结束以后，危机干预团队要组织成员进行团队晤谈，以缓解干预人员的压力。

（6）不要强迫受害者叙述灾难细节。

二、基于心理解剖技术的团体哀伤辅导

（一）心理解剖的概念

心理解剖（psychological autopsy）是施奈德曼开发的一种研究自杀的技术，也有人译作心理学尸检，是一种综合性、回顾性的研究方法，指的是通过访谈死者的知情人或信息代理，收集死者生前和死后的相关信息，重新构建死者的社会、生理、心理和生活环境特点，以推定其自杀的危险因素、动机和计划①。

（二）哀伤辅导的步骤

施奈德曼在研究中发现，危机干预者对生者表现出共情和乐于助人，这样可以对他们产生治疗作用。因此，危机干预者开发出基于心理解剖的团体哀伤辅导流程，具体如下。②

（1）危机干预者做简短的介绍，概述会谈的目的和结构。

（2）构造"为什么"。危机干预者帮助参与者收集死者自杀的暗示、线索和征

---

① 吴才智，谌燕，孙启武，等.心理解剖及其在自杀研究中的应用[J].心理科学进展，2018,26(3)：503-507.

② 詹姆斯，吉利兰.危机干预策略[M].高申春，等，译.北京：高等教育出版社，2009.

兆（汇集他们所知的信息），让自杀变得可以理解。

（3）纪念积极的品质和成就。让参与者将自杀者的成就和贡献列一个表。

（4）说再见。每位参与者都有机会向代表自杀者的"空位置"说告别，这个环节是一次深刻的情绪体验。

（5）转向放松。危机干预者总结前三个阶段的资料，引导他们做头脑风暴训练，并列出另一张表，帮助参与者学会如何检测自杀风险和预防自杀，同时也可以降低他们的内疚感和责任感。

（6）解除内疚。危机干预者承诺编写一张心理解剖表，并分发给每个人。危机干预者做出总结：①感谢他们的参与；②对于自杀者的死，他们不需要负责任；③同意他们终止剧烈的悲伤阶段，并进入长期的忧伤阶段。

三、整合型的团体哀伤辅导

（一）紧急事件应激晤谈法临床使用评述

紧急事件应激晤谈法早期是用于解决应急工作人员的压力问题的，最后被广泛应用于遭遇创伤的不同人群，具有很强的普适性，因而该方法也被广泛应用于哀伤辅导。紧急事件应激晤谈法在结构和操作步骤、指导语方面非常具体而清晰，便于训练、培训和使用，适合广泛推广；紧急事件应激晤谈法具有一定的灵活性，其操作步骤可以根据具体情境做调整，比如哀伤事件如果是发生在同一单位里，且单位中的人员彼此都认识，那么第一阶段中姓名介绍部分就可以省去了。但紧急事件应激晤谈法也存在着一些不足。第一，可能因为该方法产生于西方，所以在团体哀伤辅导的具体操作中，研究人员发现中国的参与者在实施过程中往往分不清楚事实期、想法期、反应期和症状期，而现实中将其混在一起，也就是参与者在谈感受的时候，经常将反应和症状放在一起谈了。因此，笔者建议可以将这三个部分合并在一起，没有必要对其进行细分。紧急事件应激晤谈法在此部分的目的主要是让参与者真实表达自己的感受、反应和症状，而现实中症状本身是会通过思想认知和情绪反应表现出来的。第二，该方法主要对哀伤知识进行普及教育，严重的哀伤不可能通过几个小时的紧急事件应激晤谈法完全平复。因此，对于症状比较严重的参与者还需要进行多次的个体哀伤辅导或心理治疗,紧急事件应激晤谈法可以发挥筛查的功能。

(二)基于心理解剖技术的团体哀伤辅导临床使用评述

该哀伤辅导方式不仅可以让参与者理解当事人为什么自杀,而且可以释放当事人的情绪,能够将负面情绪转化为对逝者的积极纪念以及自杀预防的行动上来。但该技术在实施的时候会遇到如下情况。一是引起自杀的原因并非线性的,而是错综复杂的,没有办法找到能够解释自杀者自杀的真实原因,因此科尔斯基(Kolski)等提出在自杀的哀伤辅导中"将当事人从他/她寻找为什么的答案引向自杀的事实和死者的实际反应或行为;承认当事人对回答为什么的需要,同时礼貌地指出只有死者知道答案"[①]。二是内疚可能只是其中一种情绪,还有可能出现悲痛、害怕、后悔、惋惜、愤怒等情绪,而在第6个步骤中只关注到消除内疚感,并不合适。三是给参与者心理解剖表可能存在一定的伦理风险,比如死者的家人是否同意,参与者是否愿意接收等都是需要考量的问题。

(三)整合型团体哀伤辅导

结合自身进行数十次开展哀伤辅导的经验,在借鉴了紧急事件应激晤谈法与基于心理解剖的哀伤辅导的基础上,笔者提出了一个整合型的哀伤辅导模式,该模式主要包含6个步骤。

(1)相互认识:这个阶段的主要任务就是完成紧急事件应激晤谈法导入期的工作内容。

(2)还原事件:这个阶段的主要任务就是完成紧急事件应激晤谈法事实期的工作内容,同时将基于心理解剖的哀伤辅导中的构造"为什么"修改为事实重现,而非执着于不停地追问。

(3)描述反应:这个阶段的主要任务就是完成紧急事件应激晤谈法想法期、

---

① KOLSKI T D, AVRIETTE M, JONGSMA A E. 危机干预与创伤治疗方案[M]. 梁军,译.北京:中国轻工业出版社, 2004.

反应期和症状期的工作内容。

（4）纪念学习：这个阶段的主要任务就是完成基于心理解剖的哀伤辅导中的第3环节，纪念逝者积极的品质和成就。

（5）告别逝者：这个阶段的主要任务就是完成基于心理解剖的哀伤辅导中的说再见。

（6）教育指导：这个阶段的主要任务就是完成紧急事件应激晤谈法指导期和再入期的工作内容。

· 典型案例 ·

整合型团体哀伤辅导的应用

某校一位大一女生周五上午跟母亲一起去医院复查抑郁症。医生说症状好转需要一个过程，因为目前还没有什么改变，属于重度抑郁，于是医生给她开了文拉法辛等药物。该女生下午分别打电话给舍友 A，说自己下午跟妈妈在一起，不回学校了，如果学校有什么事情请告知等，给舍友 B 发微信说，谢谢你平时对我的关照。第二天凌晨，该生从自家小区坠楼身亡。辅导员在周六晚上得到该女生去世的消息，周日上午辅导员召开班会，沉痛宣布了这一消息，并进行了生命教育。大家听到这一消息后都很悲伤，有些同学可能会反应很激烈，需要一些专业的心理帮助；有些同学可能反应不大，若感觉自己通过相互支持、自我调整就能解决问题的，就不需要选择专业的心理帮助。需要心理帮助的同学可以在周一下午3点钟到学校心理咨询中心做一个团体辅导。

周一下午3点钟，在学校的团体辅导室，1位男性带领者、1位女性协同带领者和7位同学（5位是同班同学；2位是原来的高中同学，现在同一所大学读书）开展了2小时的团体哀伤辅导。正式开始团体哀伤辅导前，跟7位同学签订了知情同意书。3点半，大家围成一圈坐下，在两个带领者中间多摆了一张空椅子。

1.相互认识

(1)两位带领者先做自我介绍,然后同学们自我介绍。

带领者:同学们好! 昨天上午学院的老师告诉我,你们的同学×××离开了我们,听到这个消息后我心里很沉重,也很难过。作为跟她朝夕相处的你们,可能会非常悲痛。我们想和大家一起面对这样的哀伤(用目光关心地看了协同带领者和其他成员)。我是学校心理咨询中心的××老师,一直在中心负责危机干预工作。

协同带领者:我是××老师,是学校的专职心理咨询师。我想请同学们也用两句话简单介绍一下自己。

同学们依次介绍自己。

(2)带领者强调活动规则。

带领者:在正式活动之前,我们已经签订了知情同意书,知道了这次团体活动的目标,这里我还想提醒三点。第一,相互尊重,相互支持,相互信任;第二,遵守保密原则,不能录音录像,出门后不准传播;第三,在座的每一位同学可以选择发言,也可以选择不发言;伤心时可以选择掉眼泪,也可以选择不掉眼泪。每一个人都有自己表达哀伤的方式,我们都是独一无二的。

协同带领者介绍活动主要有 6 个环节,每个环节都需要完成相应的工作。

2.还原事件

带领者:刚才我们相互之间有了认识,也了解了活动的目的、规则。下面我们想邀请大家谈谈你是在什么时候知道×××去世的消息的,当时你在哪里? 你听到了什么? 看到了什么? 关于×××同学,你会想到其他一些相关的事情吗? 请大家想到什么就说什么。

舍友 A(边抽泣边说):周四的时候,她就对我说她跟老师请假了,明天自己要去医院看病,妈妈会陪她一起去,当时我还问她,是哪里不舒服,她说没什么大不了的病,只是想去看下,我就没有在意了。周五一大早她就出去了,出去时状态都挺好的,下午还给我打电话说学校要是有事情就通知她一声,我想下午本身也没有排课,她又在家里面,也就没有在意。哪知道周日上午突然通知开班会,当时老师说×××周六凌晨走了,我的头脑"轰"的一下,就空白了。我真不知道,好端端的一个人,怎么就这样走了?她平时也没有特别异常的表现,只是性格内向,平时也不太跟我们交流自己的内心世界,现在我才听说她有抑郁症。她在宿舍里睡眠不太好,要吃点安眠药的……

高中同学(表情沉重):我跟×××是高中同学。昨天下午2点40分,老师告诉我这件事情时,我都不相信自己的耳朵听到的。我还第二次追问老师"是真的吗?"得到确认之后,眼泪就禁不住往下掉。我想到以前读高中的事情,她是一个非常内秀的姑娘,与人为善,从不显山露水的,给我的感觉有些像林黛玉的性格,经常身体不舒服,请病假。她做事非常认真,对自己要求很严格。那时我们都忙着高考,没有太关心了解过她。进入大学之后,我们三个(和另一位高中同学)聚会了一次,她好像表达了对上这所大学不太满意,对所学的专业也不太满意,她以前喜欢文学,作文写得好,结果现在要学哲学。

…………

带领者:嗯,听同学们介绍自己与×××之间的事情,我头脑中出现很多的画面,我想也许×××的离去跟抑郁有关,抑郁会让人情绪低落,兴趣降低,悲观绝望,影响睡眠,严重的就会走向轻生的道路。×××同学为什么会出现抑郁?可能有生理层面的原因,有心理层面的原因,有社会层面的原因。具体是怎么样导致她抑郁,抑郁又是怎么导致她轻生的,我们也只能获得一部分的真相,可能很多的事实只有×××同学才知道。

3.描述反应

带领者:下面我们一起进入第三个环节,在这里同学们可以谈谈你的想法、你的情绪状态、你的行为、你的身体反应以及这件事情对你产生了什么影响。可以谈这几天的,也可以谈现在的,还可以谈过去的。

舍友B(边说边用拳头砸自己的腿):当老师说×××离开的时候,我的心都碎了,我非常痛恨自己,当时她发短信说谢谢我对她的关照时,我都没有想到那是她在跟我告别,我以为是向我打招呼,我只是发了个笑脸,回了句"相互关照哈"。我真是傻,我为什么就没有明白她的意思呢?在学校里我和她算是走得比较近的,我们都比较多愁善感。这两天我都是恍恍惚惚的,她的样子经常在我的脑海里出现,昨天晚上老师让我们宿舍的3位同学换了个房间,但是整个晚上我都没有闭上眼睛……我不知道该怎么过?

…………

4.纪念学习

带领者:刚才听大家谈自己的所思所感和身体反应,我也有很多跟大家相似的反应,我感受着你们和我自己情绪的波动,思绪的飘动,身体的自发运动(沉默30秒),这是哀伤中此时此刻发生的一些共同体验。同时,从你们的叙述中,我也感觉到×××同学有很多优良的品质值得我们去学习,我们可以在这里一起来回顾一下她的优点,来纪念她。

某同学:我觉得她特别善良,有2次晚上在校园教师宿舍区的地方,我都碰到她给流浪猫喂食,我还走过去跟她一起喂,她跟我说,你看这些小猫多可怜,无家可归,饥一顿饱一顿的,看着就心疼。当时,我发现她眼睛里全是爱的。

…………

5.告别逝者

带领者:大家可能开始就注意到了,在我和××老师中间放着一把椅子。这是给×××同学留着的。现在我们可以想象一下,×××同学来到了我们身边,她穿着什么样的衣服,她有着什么样的表情,她是怎么坐在这里的,也许你的眼前马上会出现她的形象,也许你根本想象不来她的样子,这些都不要紧,只要想象她在这里就行。让我们在这里向她说声再见,告别时,你可以坐在自己的座位上,也可以走近她的座位。××老师在这里先跟她告别。

协同带领者(站起身来走向椅子前,低头站立,看着椅子):×××同学,我是××老师,我们虽然并不相识,但是今天上午我得知你(去世)的消息,内心非常沉痛,我马上跑到咨询中心查看相关的记录,我发现你都没有来过1次咨询室,你的普查结果也没有显示你需要帮助,我真是很遗憾。我们没有能够在你生命中痛苦的时候陪伴你,也许你有你的原因。刚才听同学们说到你是个认真、善良、不愿意麻烦别人的同学,也许你有自己的想法……请你安息!(××老师鞠躬 3 次,然后退下,回到自己的座位上)

…………

舍友 B(最后一个上来,抽泣,蹲在椅子前,双手搭在椅面上):×××,你真是可恨呀,你为什么走之前不明明白白告诉我一声啊!你只是说谢谢我对你平时的关照,哪里是我关照你,分明是你关照我,也许同是天涯沦落人,你这样跟我告别,我真是不知道你是要走的意思,我真是想骂你,好无语啊!你太不够意思了!(坐到地上撕心裂肺地大哭,发泄约 1分钟,带领者示意××老师和另一位女生上前,××老师握住舍友 B 的手,慢慢用力,女生轻抚舍友 B 的背部,哭声慢慢放缓,团体辅导室内一片沉寂)也是你跟我说过活着没有意思的,我也跟你说我是觉得生活很痛苦,但我还是相信未来会有光照进来的,但最终这光却没有照到你心里……也许在天堂里,你找到自己想要的,希望你在那里不再痛苦!再见了!(舍友 B 跪在地上磕了三个头,然后被搀扶到座位上坐下)

6.指导教育

(1)引发反思。

带领者:刚才我们都进入深深的悲伤之中,我们不忍和×××告别,我们在这里用自己的语言、身体表达了我们的心痛和哀伤。我也知道有些哀伤是无法表达出来的,也不是一次能够表达清楚的。在我们哀悼×××同学时,我也在思考生命,从这件事情上,你们对生命有了怎样的认识呢?

舍友 A:我发现一个人的生命不单单是自己的,也是父母的,也与老师、同学息息相关,所以我会想到一个人的生命是社会的。当遇到想轻生的人的时候,我想他们要是能认识这一点就好了。

某同学:我觉得生命好宝贵,一定要珍惜生命,要善待家人,突然我特别想给自己的妈妈打电话。

…………

(2)教育指导。

带领者:同学们,今天在这里,我们通过认知、情感、行为和身体对生命有了一次不同寻常的深刻体验。遭遇这样的不幸之后,我们有时候会出现否认事实、困惑于为什么或沉浸在对逝者的思念之中等想法,也会出现悲伤、愤怒、愧疚、自责、焦虑、孤独、无助、害怕、麻木等不同的情绪反应,有时候还会出现做噩梦、不想吃东西、过度进食、闪回、回避逝者常去的地方、进行过度的活动等行为反应,有时候还会出现身体发抖、喉咙发紧、胸口发堵、无精打采等情况。这些认知、情感、行为和身体的反应都是哀伤的正常反应,过几天就会自然平复下来。在接下来的日子里,我们可能需要一段适应的时间。我建议同学们安排好自己的时间,让自己的生活有规律,保持正常的生活方式;同学之间要相互支持,彼此关心,有事找人说出来,不要压抑自己;少用或者不用酒、烟等外在刺激物;暂时不做生活中的重大决定;如果一两周内有些反应还没有消失,请随时到心理咨询中心来寻求帮助。

带领者:请问大家还有什么问题需要我们一起讨论的吗?(停顿,看同学没有问题后继续)

带领者:(将椅子郑重地挪出圆圈,放在合适的位置)我邀请大家,拉住我们身边同学的手,请各位尝试闭上眼睛去感受彼此的温暖,紧紧握住对方的手,感受手的温度,感受整个场里传递的温暖、善良和慈悲,感受自己身体里生长的这份温暖和支持。让我们在心里默念:×××,再见!

在哀伤团体辅导的现场,舍友 B 情绪反应激烈,咨询师后续对其进行了个体辅导,总共进行了 9 次,帮助她解决了自己的一些童年问题,协助她走过这次哀伤。对其他同学回访后发现,不需要进行个体咨询。一年后,我们对参加团体哀伤辅导的同学进行了回访,未见同学出现创伤后应激障碍等症状。

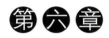

第六章

致命性心理危机的
预防体系

致命性心理危机的干预是一项庞大的系统工程。构建全面、综合的危机干预系统，对于预防自杀和杀人行为的发生具有非常重要的战略意义和作用。在公共卫生领域，针对疾病的预防主要采取三级预防策略，即依据疾病的发生、发展以及恶化的不同阶段特点，将疾病的预防分为一级预防、二级预防和三级预防3个层次。① 心理危机的预防也可借鉴疾病的三级预防策略，以动态的视角去开展预防和干预。本章建构了自杀和故意杀人的三级预防体系。

---

① 詹姆斯,吉利兰.危机干预策略:下册[M].肖水源,等,译.北京:中国轻工业出版社,2000:247-250.

第一节　自杀的三级预防体系构建

在第 17 届国际自杀预防协会学术会议上,卡普兰提出自杀的三级预防理论。[①] 其中,一级预防主要预防个体自杀倾向的发展;二级预防主要对处于自杀边缘的、有自杀意向的个人或群体进行早期干预;三级预防指防止曾经有过自杀而未遂的人再次实施自杀行为。综合来看,最有效的自杀预防是一级预防,其次为二级预防。

一、一级预防：改善宏观的社会环境

一级预防(primary prevention)是普遍性预防,可以通过改善社会环境来预防个体自杀倾向的发展。一级预防在疾病预防中处于最优先、最高效和最重要的地位,而自杀的一级预防也具有同样的作用。在该阶段预防工作中,需要营造良好的社会环境,对社会环境中的不利因素进行控制,加强对社会及儿童青少年的生命观教育,加强心理卫生服务工作,积极宣传、普及心理卫生和精神疾病的相关知识,通过多管齐下构建一套立体防御体系,从而有助于预防个体自杀意念的产生。

(一)营造良好的社会环境,为社会成员提供良好的社会保障

社会保障体系是现代国家最重要的社会经济制度之一,在保障全社会成员基本生存与生活需要中发挥着重要作用。我国的社会保障体系包括社会保险、社会救助、社会福利、优抚安置和社会互助、个人储蓄积累保障等,它们之间是相互联

[①]　张朝阳. 人类自杀史[M]. 长春：时代文艺出版社, 2001：308.

系、相辅相成的。社会保障是民生安全网和社会稳定器,不仅与人民的幸福安康息息相关,而且关系着国家和社会的长治久安。

刘燕舞在《农村老年人自杀的社会学研究》中指出,自1990年开始,中国农村老年人自杀率大幅上升,并保持在高位。农村老年人自杀的最主要原因并不是感情问题,而是生存困难,其次是摆脱疾病的痛苦,两者合计占直接死因的60%。除了"无用""孤独","没人管"才是老年人和社会最大的悲哀。要解决农村老年人自杀的根本问题,用刘燕舞的话来说,便是不饿死、不病死、不寂寞死,也就是要管他们,陪伴他们,让他们觉得自己被需要着。这看似简单,却需要我们一代代人持续努力。

"十一五"期间,我国社会保障体系框架基本确立,城乡养老、医疗保险制度建设都取得了突破性的进展,覆盖城乡居民的社会保障体系框架基本形成,社会保障管理服务体系初步建立。"十二五"期间,我国社会保障体系建设的重点放在增强公平性、适应流动性和保证可持续性方面。"十四五"期间,我国构建多层次社会保障体系,实现养老保险、医疗保障、养老服务、社会救助等主要项目的多层次化。党的十六大明确把"社会保障体系比较健全"作为全面建设小康社会的目标之一。党的十八大报告提出,要统筹推进城乡社会保障体系建设,坚持全覆盖、保基本、多层次、可持续方针,以增强公平性、适应流动性、保证可持续性为重点,全面建成覆盖城乡居民的社会保障体系。党的十九大报告中明确提出,按照兜底线、织密网、建机制的要求,全面建成覆盖全民、城乡统筹、权责清晰、保障适度、可持续的多层次社会保障体系。党的二十大报告提出,我国建成世界上规模最大的社会保障体系,并且要继续健全覆盖全民、统筹城乡、公平统一、安全规范、可持续的多层次社会保障体系。

社会保障体系的完善和公平正义的社会环境的营造,有助于真正解决民生问题,从而铲除诱发自杀的社会土壤。

(二)加强对社会成员尤其是儿童青少年的生命观教育

20世纪90年代初至今,我国青少年自杀与杀人案件增多,一些学者对大学生心理健康的调查结果也不容乐观。因而,社会各界人士纷纷呼吁学校教育要关注个体生命的全面发展,关注学生的生命观教育。

从哲学角度来看,生命观教育能让个体认识自我、认识生死。一方面,认识自我和认识自身的生存状态是人的本质要求;另一方面,认识生命和理解死亡,个体才算是真正地认识了自己,通过思考死亡、超越死亡,摆脱对死亡的恐惧。

从心理学的角度来看,青少年在成长的过程中面临的压力逐渐增加,他们会因为失意和失败而产生挫折心理,由此容易引发自杀的想法。因此,有必要通过生命观教育让他们去了解死亡、认识生命,从而帮助他们健康成长。

生命观是个体在社会实践中形成的对于生命的根本观点和根本看法,具体包括生命认知、生命态度、生命教育等方面。它决定了个体生命的活动目标、道路和价值取向等。一个人有什么样的生命观就会有什么样的生命状态。[①] 拥有积极的生命观有助于个体以正确的态度去面对生命,豁达地正视生死,修身养性,并且通过努力来不断提升自己,为集体和社会贡献力量,实现精神生命的升华。儿童青少年树立积极、健康的生命观既是促进他们自身发展和社会发展的现实需要,又有助于他们正确地认识生死,提高科学素质,提升人文素养,最终提高生命质量。

美国是世界上最早实施生命观教育的国家。[②] 20 世纪 90 年代,美国的生命观教育已基本普及。美国在进行生命观教育的时候是先从死亡教育(death education)开始的,并且在观念上肯定了死亡教育的价值,还为此成立了各种专业协会,出版专业及普及性读物让社会公众了解死亡教育,与此同时在大中小学开设专门的死亡教育课程,其目的在于通过死亡教育让受教育者树立正确的生死观,用正确的态度去对待生命,追求生命的价值和意义。[③]

国内关于生命观的研究是从 20 世纪 90 年代开始的,社会上青少年自杀和故意杀人案件的增多,使得学者们开始从社会学、心理学等方面研究生命的问题,具有代表性的著作有《中国死亡文化大观》《死亡美学》等。1994 年江西某大学开设的"中国死亡哲学"选修课,启发学生对生与死的问题进行思考,受到学生的热切

---

① 李永兵,李家富.当代大学生生命观教育的价值审视[J].学校党建与思想教育,2019(12):61.

② 毕义星.中小学生命教育论[M].天津:天津教育出版社,2006:6.

③ 梅萍,等.当代大学生生命价值观教育研究[M].北京:中国社会科学出版社,2009:272.

关注。某医科大学死亡观教育基地的建立也为学生接受死亡教育提供了新的途径。

目前,国外的生命观教育主要有两种形式:一种是传媒介质和出版物的教育和宣传;另一种是实践参与或实地参观,理论学习和实践相结合,在生命观教育上取得了较好的成效。与之相比,国内目前的生命观教育还处于起步阶段,离不开国家、学校、家庭和个人的共同努力。从国家层面而言,国家应该努力推动生命观教育的发展,出台生命观教育的相关政策,支持和指导学校生命观教育的具体实施;从学校层面而言,学校应该转变教育观念,开设生命教育课程,加强师资队伍建设,积极开展形式多样的实践活动;从家庭层面而言,父母对孩子有很大的影响,家长应努力建立和谐温馨的家庭氛围,将生命观教育作为家庭教育的重点,积极配合学校的生命观教育;从个人层面而言,要加强自己对于生命的认识,增强责任感,学会感恩和珍惜生命。[①]

(三)严格控制自杀手段和自杀工具

从自杀意念的产生到最终实施自杀行为,有一个准备自杀的过程,这也为干预提供了机会,即通过限制自杀工具和自杀手段来降低自杀率,减少自杀行为,具体方法如下。

1.加强对有毒有害物品的管理

调查显示,服农药自杀是个体自杀行为中常见的一种方式。[②] 有研究显示,中毒在我国的自残、自杀方式中占第一位(约56.1%),并且农村自残、自杀者中有72.0%选择服毒的方式。[③] 世界卫生组织在《全球预防自杀报告》中提出,限制获得服毒用的农药最有可能立即降低自杀的人数;《预防自杀:农药注册和监管机构

---

① 付瑶. 论当代大学生生命观问题及教育[D].沈阳:辽宁大学, 2012.

② 李海月, 张非若, 曹建彪, 等. 2007—2018 年北京市服农药自杀病例流行病学分析[J]. 职业与健康, 2019, 35(23): 3217-3219,3224.

③ 高欣, 段蕾蕾, 杨超, 等. 2006—2013 年全国伤害监测系统中自残/自杀病例特征分析[J]. 中华流行病学杂志, 2015,36(1):17-19.

的对策》也指出,颁布禁止使用高危农药的法规可以降低自杀率。以韩国为例,在21世纪初期,大多数服农药自杀的人选择百草枯,之后韩国对百草枯实行禁令,2011—2013年因服农药自杀而死亡的人数减少了一半。我国也制定了专门的法律法规来限制自杀工具的可获得性,如《农药管理条例》中的农药经营许可制度规定,对限制使用的农药进行定点经营、实名制购买,禁止生产与销售"毒鼠强"等剧毒杀鼠剂。

2.加强对枪支弹药、锐器等物品的管理

有自杀风险的军人、警察等更可能使用枪支作为自杀手段。[①] 在自残、自杀的方式中,第一位是中毒,第二位是锐器。[②] 通过对枪支弹药等的严格管理,可以有效减少以枪击作为自杀手段的自杀事件的发生。[③]

3.加强对特殊药品的监管

在自杀准备阶段,一些患者可能会收集药物,通过蓄意服用过量药物自杀死亡。因此,要实行严格的处方用药制度,严格规定医生每次的处方量和时间间隔,尤其是加强对镇静药、安定类药、抗抑郁药、抗精神病药等的监管。《麻醉药品和精神药品管理条例》为加强麻醉药品和精神药品的管理,保证麻醉药品和精神药品的合法、安全、合理使用,防止流入非法渠道提供了法律上的保障。

4.加强对危险场所的防护与管理

一些风景名胜和危险区域往往成为自杀者挑选的自杀场所。国内一些学者的调查发现,高坠是男性自杀的主要方式。[④] 因此,应该加强对这些区域的管理,设立专门的防护措施和规劝标记,并且可以尝试设立群众性的救援组织。对于住院患者,需要维护和改进医院大楼中可以作为自杀地点的特殊环境,并且关注和避免住院病人接触自杀工具(如水果刀、剃须刀等物品)。[⑤]

---

① A部分:自杀风险的评估与识别[J].中国心理卫生杂志,2015,29(S1):18-40.

② 高欣,段蕾蕾,杨超,等.2006—2013年全国伤害监测系统中自残/自杀病例特征分析[J].中华流行病学杂志,2015,36(1):17-19.

③ 李建军.自杀研究[M].北京:社会科学文献出版社,2013.

④ 陈军,王润,杨汝鹏,等.180例自杀死亡者自杀方式及其自杀环境的法医学回顾性研究[J].现代生物医学进展,2012,12(18):3559-3565,3572.

⑤ 丁小萍,胡德英,万青.三级甲等综合医院护理人员对住院病人自杀行为危机管理的调查研究[J].护理研究,2019,33(6):1035-1042.

（四）制定国家自杀危机干预策略，完善精神卫生法等相关法律法规

自杀预防是一项综合性的系统工程，不仅仅需要依靠教育和卫生防疫部门，还需要依靠国家制定专门的自杀危机干预策略，从而有助于更好地协调、检测和评估自杀的预防工作。① 随着社会变迁导致与精神应激有关的精神卫生问题的增加，精神病学的发展为精神障碍的治疗提供了可能。为发展精神卫生事业，维护精神障碍患者的合法权益，2012 年 10 月 26 日，第十一届全国人民代表大会常务委员会第二十九次会议通过了《中华人民共和国精神卫生法》，该法律于 2013 年 5 月 1 日起施行。该法律的出台，从法律层面明确了精神障碍患者的合法权益（如人格尊严、人身安全等公民基本权利，受教育、劳动、医疗、隐私等合法权益）；明确了精神卫生工作的相关主体职责；建立了心理健康促进和精神障碍预防制度；规定了精神障碍诊断和治疗机构的相关要求；明确了疑似精神疾病患者的送治权；规范了精神障碍患者的住院医疗制度；等等。② 该法律解决了当前精神卫生的突出问题，坚持预防、治疗和康复相结合的原则，并且明确了精神障碍患者住院实行自愿原则，设计了非自愿治疗的条件，这是立法的重大突破。精神卫生法的颁布实施有利于营造尊重、理解和关爱精神障碍患者的社会氛围，有利于公众关注心理健康状况，增强心理健康意识，减少精神障碍的发生。不过，在具体实施的过程中发现该法律还存在一些不完善的地方，比如，关注重心在重性精神病患者的收容与康复，对自杀预防和精神卫生问题的研究重视不够；现有精神卫生服务模式与人们的需求不匹配③；虽然法律规定"监护人遗弃患者或不履行监护职责时，依法承担法律责任"，然而实施过程存在困难，家属都反对患者出院，觉得让患者待在医院更踏实；帮助患者回归社会的康复机构不足；强制就医、住院制度过于宽松等。因此，还有必要继续完善相关法律法规，以降低自杀率。

---

① 邓勤勤. 当代大学生自杀危机及其干预［D］. 西安：西安电子科技大学，2010.

② 中华人民共和国精神卫生法［EB/OL］.（2012-10-26）［2019-12-28］.http://www.gov.cn/jrzg/2012-10/26/content_2252122.htm.

③ 冯学山，单怀海. 自杀行为的现状及其应对策略［J］. 健康教育与健康促进，2013，8（5）：366-369.

（五）广泛宣传心理卫生知识

世界卫生组织提出,不是所有的自杀都能够预防,但是大多数的自杀是可以预防的。不过,目前国内的自杀干预机制尚不健全,需要在社会广泛普及宣传心理卫生和精神卫生相关知识,对自杀意念者进行早期识别,提高社会公众对精神卫生知识的了解,特别是加强公众对精神疾病的认识,走出讳疾忌医的误区,树立就医治疗的观念,明确心理疾病也要去医院进行心理辅导与治疗。党的二十大报告提出,要推进健康中国建设,把保障人民健康放在优先发展的战略位置,重视心理健康和精神卫生。[1]《"健康中国2030"规划纲要》提出,各级各类媒体加大健康科学知识宣传力度,积极建设和规范各类广播电视等健康栏目,利用新媒体拓展健康教育。[2]《健康中国行动(2019—2030年)》围绕疾病预防和健康促进两大核心,提出将开展健康知识普及行动、心理健康促进行动等15个重大专项行动,促进以治病为中心向以人民健康为中心转变,引导群众树立正确的健康观,努力使群众不生病、少生病,提高人民的健康水平。[3] 加大全民心理健康科普宣传力度,有助于提升公众的心理健康素养,降低自杀率。

（六）建立专门的自杀预防与干预机构,加强对相关人员的培训

研究表明,患者在自杀前往往会选择初级卫生保健机构或综合性医院作为首先求助对象(尤其在发展中国家)[4],然而目前大多数医务人员对自杀以及自杀相关的精神疾病缺乏足够的认识,不能及时进行危机干预和心理治疗,失去了自杀干预的良好时机。因此,政府有必要建立专门的自杀预防与干预机构,针对精神障碍患者及自杀未遂等特殊人群,培养专业的精神医生、精神疾病人群管理人员、

---

[1] 韩喜平,孙小杰. 全面实施健康中国战略[EB/OL]. (2018-12-24)[2019-12-28]. http://theory. people.com.cn/n1/2018/1224/c40531-30483940.html.

[2] 中华人民共和国中央人民政府. 中共中央 国务院印发《"健康中国2030"规划纲要》[EB/OL]. (2016-10-25)[2019-12-28]. http://www.gov.cn/zhengce/2016-10/25/content_5124174.htm.

[3] 《健康中国行动(2019—2030年)》出台[J]. 江苏卫生保健,2019(9):56.

[4] 李建军. 自杀研究[M]. 北京:社会科学文献出版社,2013:587.

心理辅导团体等,加强对特殊人群的监管,并向自杀高危人群的家属宣传自杀预防和干预的知识。[①] 与此同时,也要加强对精神卫生专业人员、全科医生、护士、基层健康服务工作者、监狱官员、社会工作者、学校教职员工、媒体工作者等的培养,提高他们对高危人群及有自杀意念个体的识别和应对处理能力。[②] 在受网络等各种媒体影响的背景下,媒体工作者对自杀新闻的渲染、煽情、美化、浪漫化等表述会导致自杀率的提高[③],因而媒体工作者要提高自身的素养,接受自杀报道的相关培训,在进行自杀报道时,要适度报道,应避免美化或者简化死因,也不应该让受影响者更加悲伤,不应刊登或报道自杀照片及自杀细节等,不炒作自杀个案,从而避免"维特效应",减少报道对自杀意念者的暗示和诱导。

二、二级预防:拯救绝望者

疾病的二级预防(临床前预防),主要指的是在疾病的临床前期做好早期发现、早期诊断和早期治疗,使得疾病有可能及早治愈或不至于加重。对自杀者的二级预防主要是对已经产生心理危机和自杀意念强烈,以及处于自杀边缘的绝望者进行干预治疗,为他们提供切实可行的帮助。

(一)对自杀意念个体进行风险评估和危机干预

1.风险评估

对自杀意念个体进行风险评估主要包括危险因素、自杀线索和呼救信号三方面。

(1)危险因素。主要包括:有自杀家族史;有自杀未遂史;已经制订一个专门的自杀计划;最近刚经历爱人去世、跟爱人离婚或分居;最近由于经济损失或受虐待使得家庭不稳定;陷入特别的创伤而难以自拔;有精神疾病;有药物和酒精滥用

---

① 石振金,普卫东,余泽勇,等. 171 例自杀案件的法医学分析[J]. 河南科技大学学报(医学版),2018,36(2):134-136,140.
② 翟书涛. 中国对自杀的干预[J]. 上海精神医学,2002(S1):35-38.
③ 马汇莹. 媒体应该怎样报道自杀?[J]. 新闻记者,2006(10):46-49.

史;最近有躯体或心理创伤;独居,并且与他人失去联系;有抑郁症并且目前处于抑郁症的恢复期或因抑郁发作正在住院治疗;在分配个人财产或安排后事;有特别的情绪和行为改变(如退缩、冷漠、易怒、隔离、焦虑、恐慌或者社交、学习、睡眠、饮食和工作习惯方面发生了改变);有严重的绝望或无助感;陷于某些情结不能自拔(如曾经历过的躯体、心理或性虐待);有愤怒、攻击性、孤独、内疚、敌意、悲伤或失望等情感的表达。① 如果一个人具备4~5项危险因素,就可以认为此人正处于自杀的高危时期。

(2)自杀线索。自杀并非突然发生,一般而言,自杀者会出现激烈的心理冲突,从而产生自杀征兆。据统计,大约三分之二的自杀者都可能被他人观察到自杀的线索。自杀线索可以归纳为四个方面。①暗示性言语。例如:对自己关系亲近的人表达想死的念头,或在日记、绘画、信函、微信、QQ中流露出来;对绝望、无助或无价值感发出议论;经常说"我不在这里就好了"或"我要走了,希望你们好好活着"等。②行为的变化。例如:无故缺席、食欲不良、沉默少语,从日常的活动中退缩下来;有暴力、敌意或反叛的行为;经常性的不告而别,中断亲密的关系;增加药物及酒精的使用量;突然丢弃所拥有的物品;将原本杂乱无章的物品,整理得井然有序;无故向人道谢、告别,归还所借物品,将自己平时很喜欢的东西赠送给周围的同学、朋友;留下遗书或有较周密的自杀死亡计划;与有医学知识的人讨论自杀的方法,搜集有关自杀的资料,或徘徊于江河、大海、高楼、悬崖、大桥等处。③情绪的变化。例如:在自杀前处于复杂的心理矛盾中,情绪明显不同于往常,喜怒无常增加;平时乐观开朗,突然郁郁寡欢,或平时寡言少语,突然爱说爱笑。④特殊群体需要注意的线索。例如:曾有过自我伤害或自杀未遂历史的;患有重病而又有失败的医疗史的;精神病患者而又有自责、自罪、指令性幻听等病理现象的;近期发生亲人去世等重大生活事件的;有严重的躯体和心理创伤的;长期有严重抑郁症,而情绪突然好转的;存在家庭暴力、家庭贫困、留守儿童等。

(3)呼救信号。几乎所有想自杀的求助者都提供了几种线索或呼救信号。有些线索和呼救信号易于识别,也有些是较难去识别的。正处于自杀边缘的绝望者是非常矛盾的,思维是非逻辑性的。他们只会看到痛苦或死亡,不能想象幸福

---

① 赵国秋.心理危机干预技术[J].中国全科医学,2008,11(1):45-47.

和成功。因而,危机干预者必须对求助者自杀意念的强度和自杀危险的程度做出评估。

2.危机干预

危机干预(crisis intervention)是给处于危机中的个体提供有效帮助及心理支持的一种技术,干预者通过调动求助者自身的潜能来重新恢复或建立危机前的心理平衡状态,求助者从中获得新技能来预防心理危机的发生。[①] 危机干预主要包括支持技术(给予情感支持)和干预技术。干预的方式主要有电话、互联网、面对面帮助、家庭—社会干预。

在进行自杀干预的时候需要注意:不要对自杀者进行说教;不要批评自杀者或对他的选择、行为提出批评;不要与自杀者讨论自杀行为的对与错;不要轻易告诉自杀者他的危机已经过去这种话;不要否定自杀者的求助意愿;不要试图挑战令人震惊的结果;不要让自杀者长时间独处,但也不要总去观察他、分析他;在危机阶段,不要诊断,不要分析,也不要解释;不要陷入被动;不要操之过急,保持冷静;不要让自杀者保持自杀的秘密;不要因为周围的人或事转移注意力;不要在其他人中,把自杀者过去或现在的自杀行为描述成光荣的、殉情的、伟大的,更不要将其神化;不要忘记追踪记录。[②]

(二)增强自杀意念个体的社会支持网络

社会支持指的是人们感受到的来自他人的关心与支持,可以分为情感性支持、网络支持、满足自尊的支持、物质性支持、信息支持。[③] 社会支持网络可以为个体提供必要的情感支持和工具性的援助,从而有效地预防个体的自杀行为。[④] 社会支持是影响个体自杀的重要因素之一,良好的社会支持网络是社会心理刺激

---

① 段鑫星,程婧.大学生心理危机干预[M].北京:科学出版社,2006.
② 詹姆斯,吉利兰.危机干预策略[M].高申春,等,译.北京:高等教育出版社,2009.
③ 曹加平.大学生自杀:归因及预防[J].现代预防医学,2012,39(19):5040-5042,5045.
④ THOITS P A. Conceptual, methodological problems in studying social support as butter against life stress [J].Journal of health and social behavior, 1982,23(2):145-159.

的缓冲体系。① 有研究表明,社会支持在个体自杀意念的产生中发挥着重要的缓冲作用,社会支持较好的学生相对而言较少会产生自杀意念。② 屈勇和宋厚亮对11 名有自杀倾向者的深入访谈发现,社会支持网络为自杀倾向者摆脱自杀倾向提供了诸多支持,既有强关系力量支持(来自家庭成员、关系亲密的朋友和同事提供的经济、情感、社会交往方面的支持),又有弱关系力量支持(来自专业心理咨询中心或自杀救援中心提供的心理疏导等支持)。③ 虽然,社会支持网络为自杀倾向者提供了重要的支持,不过也存在一些问题,有待于进一步完善和加强。比如,社会成员对专门的心理咨询或者自杀救援机构的重视不够,不愿前往就诊;社会工作者缺乏,无法发挥其在社会支持网络中的重要作用。④

三、三级预防:防范自杀未遂者再次自杀

自杀的三级预防主要是防范自杀未遂者再次出现轻生的情况。⑤ 国外学者对 150 名自杀未遂的精神病患者 10 年的追踪调查表明,自杀未遂后前两年重新尝试自杀未遂或自杀死亡的危险性最高。⑥ 国内学者的研究发现,自杀未遂者如果再次实施自杀行为,较多人会更换不同类型的自杀方式,并且首次自杀时使用过量治疗药物的未遂患者,倾向于用致命性更高的方式再次自杀。⑦

(一)应激性危机后的干预

应激性危机后的干预主要针对自杀未遂者以及自杀者的父母、亲友等联系密

① 虎晓岷,尹晓涛,王家同. 自杀未遂者自杀行为的心理社会影响因素的病例对照研究[J]. 第四军医大学学报, 2005,26(16):1523-1525.

② 巢传宣,刘建平,付茶英. 江西某大学学生社会支持与自杀意念的关系研究[J]. 中国学校卫生, 2006,27(1):87.

③ 屈勇,宋厚亮. 自杀倾向者的社会支持网络研究[J]. 社会工作下半月(理论), 2009(4):46-49.

④ 张友琴. 社会支持与社会支持网——弱势群体社会支持的工作模式初探[J]. 厦门大学学报(哲学社会科学版), 2002(3):94-100,107.

⑤ 翟书涛. 危机干预与自杀预防[M]. 北京:人民卫生出版社, 1997:174-182.

⑥ TEJEDOR M C, DIAZ A, CASTILLON J J, et al. Attempted suicide: repetition and survival findings of a follow-up study[J]. Acta psychiatrica Scandinavica, 1999, 100(3):205-211.

⑦ 王月华,童永胜,殷怡,等. 陕西农村自杀未遂者再次自杀方式的选择[J]. 中国神经精神疾病杂志, 2019,45(7):427-431.

切的人群。对于自杀未遂者,后期干预的目的是防止其再次自杀。自杀未遂的心理干预主要有认知行为治疗(纠正行为和转变非理性思维)、住院治疗、药物治疗(如抗抑郁药、心境稳定剂、抗精神病药)、家庭支持治疗(重建和修复家庭支持系统)、其他心理治疗(团体治疗等)。对于自杀未遂者,在进行积极干预和提高其心理健康水平时,也应该根据个体的具体情况采取及时有效的药物治疗来改善其情绪和精神状态,同时也要增强其社会支持网络,通过这种生物—心理—社会的综合干预模式来有效对自杀未遂者进行干预。① 调查显示,心理治疗及药物治疗等综合干预的方法,有助于自杀心理危机的成功解除,并且患者在干预后心理状态有明显的改善。② 对于自杀者的父母、亲友等的干预主要是防止其产生模仿性自杀的行为,以及对其可能产生的心理创伤进行心理修复,并对自杀身亡者的父母亲友进行哀伤辅导。具体而言,一方面要引导他们定期来接受心理咨询和指导,使其尽快恢复平静;另一方面也要充分发挥社区、医院、单位等社会资源的作用,及时为他们处理相应的心理社会问题。③

(二)评估和改善可能再次导致自杀的环境

对自杀未遂者所处的环境进行评估,主要是为了优化患者所处的社会环境,防止其再次自杀。先天遗传、个体体质器质病变和环境因素,是导致精神疾病的3大因素,而大多数精神病人的神经系统是完好的,这就需要从心理方面寻找其精神障碍的根源。从个体层面来说,精神疾病患者的自杀率高是由于精神错乱,而精神错乱又与事业受挫、压力增大、情感受伤有关;从环境层面来说,与经济形势、城市化等在内的社会经济因素有密切的联系。因此,有必要对导致患者自杀的环境进行评估和改善,具体包括确定自杀者的自杀应激源,了解其家庭环境、人际关系中的不利影响,以及社会转型和社会角色对其产生的影响等。④

① 秦霞. 自杀未遂相关因素与心理干预的研究进展[J]. 中国现代药物应用, 2013, 7(20): 241.
② 伍毅、陈圣麒、单怀海. 自杀未遂的评估和综合干预[J]. 精神医学杂志, 2012, 25(2): 121-124.
③ 姚月红. 构建青少年自杀危机干预体系[J]. 中国教育学刊, 2005(8): 72-75.
④ 李建军. 自杀研究[M]. 北京: 社会科学文献出版社, 2013: 601.

第二节 故意杀人的三级预防体系构建

一、一级预防：营造良好的社会环境

就目前而言，虽然各种技术有了新的进步与发展，但是针对个别杀人案件的预防依旧是比较困难的。个体选择杀人犯罪行为，一般是其长期受外界环境刺激引起的内部心理变动造成的，其可能是在极短时间内临时起意的激情杀人犯罪，也可能是长时间有预谋的故意杀人犯罪。因此，对于有杀人动机的犯罪行为提前做出判断并进行全面预防或者是针对性的预防是较难的，不过杀人犯罪的个体只占人口整体的极少数部分，通过不断加大和提高整体环境的安全系数，营造良好友善公平的社会环境，有助于减少杀人犯罪行为的发生。

（一）坚持全面依法治国，形成守法光荣的社会氛围

法治是现代文明的制度基石，法治兴则国家兴，法治强则国家强。全面依法治国是国家治理的一场深刻变革，必须发挥好法治固根本、稳预期、利长远的保障作用。

坚持依法治国、依法执政、依法行政共同推进，法治国家、法治政府、法治社会一体建设。依法治国、依法执政、依法行政是一个有机整体，关键在于党要坚持依法执政，各级政府要坚持依法行政。坚持全面推进科学立法、严格执法、公正司法、全民守法。科学立法是全面依法治国的前提。科学立法要完善以宪法为核心的中国特色社会主义法律体系；要把公正、公平、公开原则贯穿立法全过程；加强党对立法工作的领导；深入推进民主立法的进程；加强重点领域立法；实现立法和改革决策衔接。严格执法是全面依法治国的关键。严格执法就要深入推进依法

行政;建立依法决策机制;深化行政执法体制改革,加大关系群众切身利益的重点领域执法力度;全面推进政务公开制度。公正司法是全面依法治国的保障。深化司法体制综合配套改革,努力让人民群众在每一个司法案件中感受到公平正义;规范司法权力运行,健全各司其职、相互配合、相互制约的体制机制;强化对司法活动的监督,促进司法公正;完善公益诉讼制度。全民守法是全面依法治国的基础。全民守法要增强全民法治观念,引导人民做社会主义法治的忠实崇尚者、自觉遵守者、坚定捍卫者;要深入宣传全面依法治国思想,形成守法光荣、违法可耻的社会氛围。

(二)健全社会保障体系,为人民群众提供良好的社会保障

目前,我国的福利制度还不健全,尤其是在福利的覆盖面和福利的水平上。我国公民受教育的权利、就业、医疗、福利、社会保障、住房等诸多保障性福利都要受到户籍制度的困扰,而这些保障性的福利制度则直接影响一个人的生存与发展。在社会保障不力或者个体自身利益无法通过正常途径解决的情形下,容易滋生不满心理、逆反心理、报复心理等,个体就会铤而走险,通过犯罪改变弱势地位,这成为一种极端的解决问题的方式。调查显示,大部分犯罪嫌疑人的文化程度低且长期无业,导致他们法律意识的淡薄和自我控制能力的不足,加上生活中各种不如意的事情及由此导致的愤怒不满情绪的不断累积,达到一定程度后就会因为与被害人的矛盾冲突而在盛怒的心理状态下实施杀人这一犯罪行为。[①] 另外,"两抢一盗"也很容易导致故意杀人的犯罪行为,不仅直接侵害了群众的利益,而且严重威胁群众的生命安全。家庭纠纷导致的故意杀人案件在故意杀人案件中也占据很大比例。现实社会的快速多变,以及来自住房、医疗、职业、教育、生活的各种压力,导致个体的精神和压力都处于一种紧绷的状态,从而极易产生极端行为。[②]

---

① 邱明月. 基于故意杀人案件的相关特征与影响因素的实证分析[J]. 法制博览, 2019(11):1-4.
② 李光宇. 故意杀人罪刑事处罚实证研究——以五省二市近五年的故意杀人犯罪判决书为样本[J]. 安徽师范大学学报(人文社会科学版), 2019, 47(2):100-107.

（三）加强家庭成员的沟通交流，营造良好的家庭氛围

"家和万事兴"，有一个温馨和睦的家庭是每一个人的期盼。然而，有人的地方就会有矛盾，有矛盾的地方就会有争吵，导致彼此之间的矛盾越来越多、越来越大，因为情感问题、生活压力、家庭琐事、通奸、债务等原因而发生的故意杀人案件越来越多见。国内学者针对某市 2014—2018 年的各类命案进行分析，发现日常矛盾、感情纠纷、家庭矛盾是命案的主要诱发因素（约占总数的 66.37%）。[①] 李光宇对 5 省 2 市（粤、皖、苏、黑、滇、京、沪）在 2012 年 1 月至 2016 年 12 月底期间的1 657 份故意杀人的刑事案件的统计发现，因情感问题而导致故意杀人的犯罪行为呈现明显的上升趋势，并且嫌疑人主要是年轻人，他们都会对自己的犯罪行为表示深深的悔意，愿意接受惩罚作为自我救赎。[②] 其实，这些矛盾都是可以通过沟通交流解决的，然而当事双方可能选择一味忍让、迁就或者彼此争吵动手的方式，在特定环境下受言语刺激或者情感刺激最终导致杀人犯罪行为的发生。因此，有必要化解家庭矛盾，如彼此尊重和相互宽容、换位思考和理解对方苦心、及时调节、彼此包容，通过营造良好的家庭氛围来减少由情感问题、家庭琐事导致的杀人犯罪行为。

对于青少年来说，父母要加强对青少年的监管，禁止家庭虐待和暴力。青少年在家庭中遭受（或看到）虐待和暴力的时候，就容易模仿和习得这种行为，加上其处于青春期，情绪的兴奋性高，情绪的两极变化大，具有很大的冲动性，容易急躁和感情用事。当青少年的需求受限制而得不到满足后，就会产生挫败感，在强烈的不满情绪的影响下，就容易导致激情犯罪行为的发生。

（四）减少暴力文化的影响以及控制社会媒体对杀人事件的报道

社会文化对个体起着教化的作用，社会文化中的消极因素对个体犯罪心理的

---

① 陈涛，潘宇. 我国命案犯罪分析与侦查问题研究——以 B 市为研究视角[J]. 中国人民公安大学学报（社会科学版），2019，33（5）：51-61.

② 李光宇. 故意杀人罪刑事处罚实证研究——以五省二市近五年的故意杀人犯罪判决书为样本[J]. 安徽师范大学学报（人文社会科学版），2019，47（2）：100-107.

形成有着重要的影响。近年来，一些商家、媒体受经济利益的驱使，大肆宣传亚文化，造成了个体人生观、价值观的混乱，也增加了犯罪心理产生的可能性，特别是亚文化中的暴力文化对青少年暴力观念和心理的形成有极大的影响。媒体暴力对成人或儿童青少年表现出来的攻击行为发生的频率和类型有显著的影响，导致其逐渐背离主流文化和社会道德与法律。一方面，在网络等各种媒体中宣扬的暴力与犯罪方面的内容，在一定条件下会直接诱发青少年的犯罪动机，使其模仿里面角色的犯罪行为；另一方面，新闻媒体等对某些杀人案件不恰当的报道与描述，也可能会引起一些个体的模仿，形成犯罪心理并实施犯罪行为。

二、二级预防：针对出现持久的反社会行为人群的干预

二级预防也叫选择性预防，主要是针对个体表现出来的一些反社会行为的早期信号（如低自我概念、品行障碍等）采取必要的干预。国外针对儿童青少年犯罪的二级预防中，比较著名的有佩里学前教育研究计划（Perry Preschool Program Study）、少年司法分流制度。其中，佩里学前教育研究计划是一个有组织的教育项目。该项目选取了一些被认为具有高违法犯罪可能性和学业失败的孩子，对实验组孩子采取开放式教学模式和高瞻远瞩模式（high/scope）教育，注重孩子在教师指导下开展学习活动，经过十几年的跟踪测试。结果表明，实验组的孩子在智力、学习成绩、文化水平、经济状况方面要好于对照组，并且违法犯罪、少女早孕等不良行为发生的概率要小于对照组。该实验结果表明了良好的学前教育对幼儿的影响是多方面和长远的。少年司法分流制度则是通过分流将犯罪行为轻微的少年排除出司法程序，将罪行严重的少年交给成年刑事法庭处理，并对犯罪高风险少年的不健康心理进行矫治，重点在于改变和提高他们解决问题的技能和处理人际关系的能力。研究发现，家庭干预和恢复性司法对于降低再犯率有积极的效果，而基于循证的家庭干预具有最强大的积极效果。[①] 与一级预防相比，二级预防更有针对性、更高效，特别是对于与已经走上了持续性反社会行为道路的青少年，这种预防项目的作用和意义更大。

---

① 考特·R.巴特尔，安妮·M.巴特尔.犯罪心理学[M].11版.李玫瑾，等，译.北京：中国轻工业出版社，2017：173.

三、三级预防：对犯罪者的矫治与干预

犯罪者心理矫治指的是运用心理学的理论和技术，对犯罪者进行的矫正教育与心理治疗，配合教育改造，消除其反社会性，医治其心理障碍及其他精神病症，达到使其恢复心理健康、重塑健康人格、提高社会适应能力的目的。[①] 之所以对犯罪者进行心理矫治，一方面是由于犯罪者群体是心理问题和心理疾病的高发人群，尤其是刑事犯罪等暴力犯罪，犯罪者的攻击性和消极心理比较突出，部分还有严重的人格障碍，需要接受心理矫治；另一方面，心理矫治能够调动犯罪者自我改变的积极性，大大提高改造的效果。

常用的心理矫正方法和技术包括：（1）说理法。主要是针对犯罪者的某些错误认识进行说理教育，改变他们的不合理信念和错误认知。（2）感化法。通过某种刺激对犯罪者的情感因素施加影响，与其进行沟通和共情，激发犯罪者处于抑制状态下的良性情感，从而促使其产生积极向上的心理。（3）行为训练法。依据国家法律和监管法规，通过劳动、学习等各种活动，磨砺犯罪者的意志行为，培养其良好的行为习惯。（4）因人施教法，即针对犯罪者不同的个性特征，采取不同的方法，针对其需要解决的心理缺陷与问题，制定相应的心理矫治策略。除了进行心理矫治，还需要针对犯罪者进行必要的心理咨询与心理治疗，具体包括精神分析疗法、行为疗法、认知疗法、森田疗法等。需要注意的是，在进行心理矫治时，需要先利用心理测验法（如艾森克人格问卷、卡特尔16种人格测试、90项症状清单）、行为观察法、访谈法、资料收集法等进行心理诊断制定矫治方案，之后对矫治效果进行心理学评估，预测犯罪者的再次犯罪可能性并进行相关预防。

---

① 李欣. 暴力犯罪心理成因及防治研究[D]. 长春:吉林大学, 2014:86-87.

附　录

1.自杀态度问卷[①]

指导语:本问卷旨在了解您对自杀的态度,以期为我国的自杀预防工作提供资料与指导,在下列每个问题的后面都标有 1、2、3、4、5 共 5 个数字供您选择,数字 1~5 分别代表您对问题从"完全赞同"到"完全不赞同"的态度,请根据您的实际情况选择合适的选项。谢谢!

题　目	完全赞同	赞同	中立	不赞同	完全不赞同
1.自杀是一种疯狂的行为	1	2	3	4	5
2.自杀死亡者应与自然死亡者享受同样的待遇	1	2	3	4	5
3.一般情况下,我不愿意和有过自杀行为的人深交	1	2	3	4	5
4.在整个自杀事件中,最痛苦的是自杀者的家属	1	2	3	4	5
5.对于身患绝症又极度痛苦的病人,可由医务人员在法律的支持下帮助病人结束生命(主动安乐死)	1	2	3	4	5
6.在处理自杀事件过程中,应该对其家属表示同情和关心并尽可能为他们提供帮助	1	2	3	4	5
7.自杀是对人生命尊严的践踏	1	2	3	4	5

[①]　汪向东,王希林,马弘.心理卫生评定量表手册(增订版)[M].北京:中国心理卫生杂志社,1999:366-367.

题　目	完全赞同	赞同	中立	不赞同	完全不赞同
8.不应为自杀死亡者开追悼会	1	2	3	4	5
9.如果我的朋友自杀未遂,我会比以前更关心他	1	2	3	4	5
10.如果我的邻居家里有人自杀,我会逐渐疏远和他们的关系	1	2	3	4	5
11.安乐死是对人生命尊严的践踏	1	2	3	4	5
12.自杀是一种对家庭和社会不负责任的行为	1	2	3	4	5
13.人们不应该对自杀死亡者评头论足	1	2	3	4	5
14.我对那些反复自杀者很反感,因为他们常常将自杀作为一种控制别人的手段	1	2	3	4	5
15.对于自杀,自杀者的家属在不同程度上都应负有一定的责任	1	2	3	4	5
16.假如我自己身患绝症又处于极度痛苦之中,我希望医务人员能帮助我结束自己的生命	1	2	3	4	5
17.个体为某种伟大的、超过人生命价值的目的而自杀是值得赞许的	1	2	3	4	5
18.一般情况下,我不愿去看望自杀未遂者,即使是亲人或好朋友也不例外	1	2	3	4	5
19.自杀只是一种生命现象,无所谓道德上的好与坏	1	2	3	4	5
20.自杀未遂者不值得同情	1	2	3	4	5
21.对于身患绝症又极度痛苦的病人,可不再为其进行维持生命的治疗(被动安乐死)	1	2	3	4	5

题　目	完全赞同	赞同	中立	不赞同	完全不赞同
22.自杀是对亲人、朋友的背叛	1	2	3	4	5
23.人有时为了尊严和荣誉而不得不自杀	1	2	3	4	5
24.在交友时,我不太介意对方是否有过自杀行为	1	2	3	4	5
25.对自杀未遂者应给予更多的关心与帮助	1	2	3	4	5
26.当生命已无欢乐可言时,自杀是可以理解的	1	2	3	4	5
27.假如我自己身患绝症又处于极度痛苦之中,我不愿再接受维持生命的治疗	1	2	3	4	5
28.一般情况下,我不会和家中有过自杀者的人结婚	1	2	3	4	5
29.人应该有选择自杀的权利	1	2	3	4	5

2.公众对自杀的态度量表①

指导语：下面的 47 个问题是想了解您对自杀的看法,答案分"同意""基本同意""中立""不太同意""不同意"5 个等级。请说出您对每种观点的同意程度,谢谢!

题 目	同意	基本同意	中立	不太同意	不同意
1.有时自杀是一种负责任的行为	1	2	3	4	5
2.自杀是对亲人、朋友的背叛	1	2	3	4	5
3.自杀未遂者和自杀死亡者的性格相同	1	2	3	4	5
4.自杀行为无法预料	1	2	3	4	5
5.自杀是一种无可奈何的选择	1	2	3	4	5
6.任何人都看不惯自杀死亡者的自杀行为	1	2	3	4	5
7.自杀行为值得同情	1	2	3	4	5
8.自杀死亡者通过自杀能够达到自己的目的	1	2	3	4	5
9.自杀行为给国家造成的经济损失很大	1	2	3	4	5
10.自杀未遂的人可能再次出现自杀行为	1	2	3	4	5
11.自杀行为令人气愤	1	2	3	4	5
12.自杀有时是一种有勇气的行为	1	2	3	4	5
13.大多数老年人自杀的主要目的是减轻家人的负担	1	2	3	4	5
14.一般情况下个人或机构不应干涉想自杀的人	1	2	3	4	5

① 李献云,费立鹏,牛雅娟,等.公众对自杀的态度量表的编制及在社区和大学生中的应用[J].中国心理卫生杂志,2011,25(6):474-475.

题 目	同意	基本同意	中立	不太同意	不同意
15.自杀是由个人无法控制的因素造成的	1	2	3	4	5
16.多数人讨厌有自杀行为的人	1	2	3	4	5
17.人们认可那些为了他人利益而自杀的行为	1	2	3	4	5
18.大多数自杀的主要目的是影响他人	1	2	3	4	5
19.自杀未遂者和自杀死亡者自杀前遭受的打击程度相同	1	2	3	4	5
20.与人谈论自杀方面的问题不会导致他去自杀	1	2	3	4	5
21.自杀绝对是一种不负责任的行为	1	2	3	4	5
22.多数人可怜有自杀行为的人	1	2	3	4	5
23.自杀行为常常会影响社会的稳定	1	2	3	4	5
24.向群众宣传心理卫生知识不能减少自杀的发生	1	2	3	4	5
25.走到自杀这一步不是他本人的责任	1	2	3	4	5
26.自杀者非常愚蠢	1	2	3	4	5
27.自杀未遂者与自杀死亡者自杀当时想死的程度相同	1	2	3	4	5
28.因人际矛盾而自杀的主要目的是报复或威胁他人	1	2	3	4	5
29.自杀现象严重影响广大青少年的健康成长	1	2	3	4	5
30.说要自杀的人可能真的会自杀	1	2	3	4	5
31.自杀是一种自卑的行为	1	2	3	4	5
32.自杀有时是一种理智的行为	1	2	3	4	5

题　目	同意	基本同意	中立	不太同意	不同意
33.自杀未遂者和自杀死亡者的自杀原因相同	1	2	3	4	5
34.自杀行为无法预防	1	2	3	4	5
35.自杀不是本人自找的	1	2	3	4	5
36.自杀者的文化素质低	1	2	3	4	5
37.加强农药、药品等自杀工具的管理不能减少自杀的发生	1	2	3	4	5
38.通过扬言要自杀可以改变亲友的行为	1	2	3	4	5
39.自杀是一个值得花大力气去解决的社会问题	1	2	3	4	5
40.自杀有时是一种值得尊敬的行为	1	2	3	4	5
41.自杀者通常很自私	1	2	3	4	5
42.自杀未遂者和自杀死亡者的自杀目的相同	1	2	3	4	5
43.一个人一旦决定自杀,就难以使他回心转意	1	2	3	4	5
44.自杀是身不由己的行为	1	2	3	4	5
45.自杀未遂者可以通过自杀行为达到自己的目的	1	2	3	4	5
46.自杀会给家人后半生的生活和工作带来严重影响	1	2	3	4	5
47.自杀是一种极端懦弱的行为	1	2	3	4	5

3.贝克自杀意念量表中文修订版[①]

指导语：下述项目是一些有关您对生命和死亡想法的问题。每个问题既问最近一周您是如何感觉的，又问既往您最消沉、最忧郁或自杀倾向最严重的时候是如何感觉的。每个问题的答案各有不同，请您注意看清提问和备选答案，然后根据您的情况选择最适合的答案。请在符合您情况的选项上边打"√"。

题 目	程度		
1.您希望活下去的程度如何？	最近一周	中等到强烈	弱	没有活着的欲望
	最消沉、最忧郁的时候	中等到强烈	弱	没有活着的欲望
2.您希望死去的程度如何？	最近一周	没有死去的欲望	弱	中等到强烈
	最消沉、最忧郁的时候	没有死去的欲望	弱	中等到强烈
3.您要活下去的理由胜过您要死去的理由吗？	最近一周	要活下去胜过要死去	二者相当	要死去胜过要活下去
	最消沉、最忧郁的时候	要活下去胜过要死去	二者相当	要死去胜过要活下去
4.您主动尝试自杀的愿望程度如何？	最近一周	没有	弱	中等到强烈
	最消沉、最忧郁的时候	没有	弱	中等到强烈

---

① 李献云，费立鹏，童永胜，等.Beck自杀意念量表中文版在社区成年人群中应用的信效度[J].中国心理卫生杂志，2010，24（4）：250-255.

题　目	程度			
5.您希望外力结束自己生命,即有"被动自杀愿望"的程度如何?(比如,希望一直睡下去不再醒来、意外地死去等)	最近一周	没有	弱	中等到强烈
	最消沉、最忧郁的时候	没有	弱	中等到强烈

如果上面第 4 或第 5 项的答案为"弱"或"中等到强烈",不论针对的是"最近一周"还是"最消沉、最忧郁的时候",请您继续回答接下来的问题;否则,就不用回答下面的问题了

6.您的这种自杀想法持续存在多长时间了?

最近一周	短暂、一闪即逝	较长时间	持续或几乎是持续的	近一周无自杀想法
最消沉、最忧郁的时候	短暂、一闪即逝	较长时间	持续或几乎是持续的	

7.您自杀想法出现的频度如何?

最近一周	极少、偶尔	有时	经常或持续	近一周无自杀想法
最消沉、最忧郁的时候	极少、偶尔	有时	经常或持续	

8.您对自杀持什么态度?

最近一周	排斥	矛盾或无所谓	接受
最消沉、最忧郁的时候	排斥	矛盾或无所谓	接受

9.您觉得自己控制自杀想法、不把它变成行动的能力如何?

最近一周	能控制	不知能否控制	不能控制
最消沉、最忧郁的时候	能控制	不知能否控制	不能控制

10.如果出现自杀想法,某些顾虑(如顾及家人、死亡不可逆转等)在多大程度上能阻止您自杀?

最近一周	能阻止自杀	能减少自杀的危险	无顾虑或无影响

题　目	程度		
最消沉、最忧郁的时候	能阻止自杀	能减少自杀的危险	无顾虑或无影响

11.当您想自杀时,主要是为了什么?

最近一周	控制形势、寻求关注、报复	逃避、减轻痛苦、解决问题	前两种情况均有	近一周无自杀想法
最消沉、最忧郁的时候	控制形势、寻求关注、报复	逃避、减轻痛苦、解决问题	前两种情况均有	

12.您想过结束自己生命的方法了吗?

最近一周	没想过	想过,但没制订出具体细节	制订出具体细节或计划得很周详
最消沉、最忧郁的时候	没想过	想过,但没制订出具体细节	制订出具体细节或计划得很周详

13.您落实自杀想法的条件或机会如何?

最近一周	没有现成的方法、没有机会	需要时间或精力准备自杀工具	有现成的方法和机会或预计将来有方法和机会	近一周无自杀想法
最消沉、最忧郁的时候	没有现成的方法、没有机会	需要时间或精力准备自杀工具	有现成的方法和机会或预计将来有方法和机会	

14.您相信自己有能力并且有勇气去自杀吗?

最近一周	没有勇气、太软弱、害怕、没有能力	不确信自己有无能力、勇气	确信自己有能力、有勇气
最消沉、最忧郁的时候	没有勇气、太软弱、害怕、没有能力	不确信自己有无能力、勇气	确信自己有能力、有勇气

题　目	程　度		
15.您预计某一时间确实会尝试自杀吗?			
最近一周	不会	不确定	会
最消沉、最忧郁的时候	不会	不确定	会
16.为了自杀,您的准备行动完成得怎样?			
最近一周	没有准备	部分完成(如,开始收集药片)	全部完成(如,有药片、刀片、有子弹的枪)
最消沉、最忧郁的时候	没有准备	部分完成(如,开始收集药片)	全部完成(如,有药片、刀片、有子弹的枪)
17.您已着手写自杀遗言了吗?			
最近一周	没有考虑	仅仅考虑、开始但未写完	写完
最消沉、最忧郁的时候	没有考虑	仅仅考虑、开始但未写完	写完
18.您是否因为预计要结束自己的生命而抓紧处理一些事情? 如买保险或准备遗嘱。			
最近一周	没有	考虑过或做了一些安排	有肯定的计划或安排完毕
最消沉、最忧郁的时候	没有	考虑过或做了一些安排	有肯定的计划或安排完毕

19.您是否让人知道自己的自杀想法?				
最近一周	坦率主动说出想法	不主动说出	试图欺骗、隐瞒	近一周无自杀想法
最消沉、最忧郁的时候	坦率主动说出想法	不主动说出	试图欺骗、隐瞒	

4.自杀意念自评量表①

指导语: 您好,请您仔细阅读下面的 26 个问题,然后根据自己的实际情况,在每一条的"是"或"否"中选择一个,打上一个"√"。每一条都要回答,问卷无时间限制,但不要拖延太长时间。谢谢!

题　目	是	否
1.在我的日常生活中,充满了使我感兴趣的事情	1	2
2.我深信生活对我是残酷的	1	2
3.我时常感到悲观、失望	1	2
4.我容易哭或想哭	1	2
5.我容易入睡并且一夜睡得很好	1	2
6.有时我也讲假话	1	2
7.生活在这个丰富多彩的时代里是多么美好	1	2
8.我确实缺少自信心	1	2
9.我有时发脾气	1	2
10.我总觉得人生是有价值的	1	2
11.大部分时间,我觉得我还是死了的好	1	2
12.我睡得不安,很容易被吵醒	1	2
13.有时我也会说人家的闲话	1	2
14.有时我觉得我真是毫无用处	1	2
15.偶尔我听了下流的笑话也会发笑	1	2
16.我的前途似乎没有希望	1	2

---

① 夏朝云,王东波,吴素琴,等.自杀意念自评量表的初步制定[J].临床精神医学杂志,2002,12(2):100-102.

题 目	是	否
17.我想结束自己的生命	1	2
18.我醒得太早	1	2
19.我觉得我的生活是失败的	1	2
20.我总是将事情看得严重些	1	2
21.我对将来抱有希望	1	2
22.我曾经自杀过	1	2
23.有时我觉得我就要垮了	1	2
24.有些时期我因忧虑而失眠	1	2
25.我曾损坏或遗失过别人的东西	1	2
26.有时我想一死了之,但又矛盾重重	1	2

5.暴力风险评估量表-20(第三版)[①]

分量表	条目	分条目
历史分量表		
H1	暴力的历史	童年(12岁及以下)
		青少年(13~17岁)
		成年(18岁及以上)
H2	其他的反社会行为的历史	童年(12岁及以下)
		青少年(13~17岁)
		成年(18岁及以上)
H3	人际关系的历史	亲密关系
		非亲密关系
H4	工作情况的历史	
H5	物质使用的历史	
H6	主要精神障碍的历史	精神病性障碍
		主要情绪障碍
		其他主要心理障碍
H7	人格障碍的历史	反社会,精神病性和孤僻的
		其他
H8	创伤经历的历史	受害的/创伤
		负面的养育经历
H9	暴力态度的历史	
H10	对治疗或监管反应的历史	

---

① DOUGLAS K S, SHAFFER C, BLANCHARD A J E, et al. HCR-20 violence risk assessment scheme: overview and annotated bibliography [R/OL]. (2014-01-01) [2022-12-30]. http://hcr-20.com/hcr/wp-content/uploads/2013/03/HCR-20-Annotated-Bibliography-Version-12-January-2014.pdf.

分量表	条目	分条目
临床分量表		
C1	最近的自知力	心理障碍
		暴力风险
		治疗需要
C2	最近的暴力目的和意图	
C3	最近的主要精神障碍	精神病性障碍
		主要情绪障碍
		其他主要心理障碍
C4	最近的稳定性	情绪的
		认知的
		行为的
C5	最近对治疗和监管的反应	服从的
		反应性
风险管理分量表		
R1	专业服务与计划的未来问题	
R2	居住环境的未来问题	
R3	人际支持的未来问题	
R4	对治疗或监管反应的未来问题	
R5	压力和应对的未来问题	

6.巴斯—佩里攻击量表(中文版)①

指导语:下面的 29 个问题是想了解您的情况,答案分"完全不符合""比较不符合""不确定""比较符合""非常符合"5 个等级。请说出您对每种观点的同意程度,谢谢!

题　目	完全不符合	比较不符合	不确定	比较符合	非常符合
1.有时我没有控制住冲动就打了人	1	2	3	4	5
2.我不同意朋友意见时,就当面反对	1	2	3	4	5
3.我会突然发怒	1	2	3	4	5
4.有时我会满怀嫉妒	1	2	3	4	5
5.如果受到挑衅,我就可能会打人	1	2	3	4	5
6.我发现,自己常常与人争论	1	2	3	4	5
7.遭遇挫败时,我就会发怒	1	2	3	4	5
8.我觉得生活对我不公平	1	2	3	4	5
9.只要有人打了我,我就会打回去	1	2	3	4	5
10.有人招惹我时,我就当面责骂他	1	2	3	4	5
11.有时觉得自己就像是一个随时要爆炸的火药桶	1	2	3	4	5
12.其他人似乎总能交好运	1	2	3	4	5
13.我比一般的人打架要多一些	1	2	3	4	5
14.当有人意见与我不同时,我会忍不住与其争论	1	2	3	4	5

---

① 方承周. Buss-Perry 攻击量表在大学生中的修订与初步应用[D]. 重庆:西南大学, 2016:11-12.

题 目	完全 不符合	比较 不符合	不确定	比较 符合	非常 符合
15.我是一个不容易发怒的人	1	2	3	4	5
16.不知道为何,有时我会感到对世事充满仇恨	1	2	3	4	5
17.如果有必要,我会使用暴力来维护自己的权利	1	2	3	4	5
18.我的朋友说我总是要争论几句	1	2	3	4	5
19.我难以控制自己的脾气	1	2	3	4	5
20.我知道有人在背后议论我	1	2	3	4	5
21.我会和那些仅推了我一下的人打起来	1	2	3	4	5
22.我会无缘无故地发火	1	2	3	4	5
23.我总怀疑那些特别友好的陌生人(心怀不轨)	1	2	3	4	5
24.我想不出有什么理由可以动手打人	1	2	3	4	5
25.我的一些朋友认为我是一个脾气火暴的人	1	2	3	4	5
26.有时我觉得有人在背后嘲笑我	1	2	3	4	5
27.我会威胁我认识的人	1	2	3	4	5
28.有人对我特别好时,我就会怀疑他(她)们的动机	1	2	3	4	5
29.我会当着别人的面狂砸东西	1	2	3	4	5

参考文献

1. 考特·R. 巴特尔，安妮·M. 巴特尔. 犯罪心理学[M].9 版. 王毅，译. 上海：上海人民出版社，2018.

2. 柯特·R.巴特尔，安妮·M.巴特尔. 犯罪心理学[M].11 版. 李玫瑾，等,译. 北京：中国轻工业出版社，2017.

3. 科尔斯基(KOLSKI T D)，阿夫里特(AVRIETTE M)，琼斯玛(JONGSMA A E). 危机干预与创伤治疗方案[M]. 梁军，等，译. 北京：中国轻工业出版社，2004.

4. 门林格尔. 人对抗自己：自杀心理研究[M]. 2 版. 冯川，译. 贵阳：贵州人民出版社，2004.

5. 詹姆斯，吉利兰. 危机干预策略[M]. 5 版. 高申春，等，译. 北京：高等教育出版社，2009.

6. 高桥祥友. 走出自杀阴影[M]. 陈诚，译. 北京：科学出版社，2005.

7. 段修云. 大学生生活事件、应对方式和自杀意念关系及自杀意念团体干预研究[D]. 南宁：广西大学，2014.

8. 郭晶莹，冯志远，杨新国，等. 内隐联想测验、简式内隐测验、单类内隐测验测评大学新生自杀意念的效果[J]. 中国心理卫生杂志，2018，32(12).

9. 季建林，赵静波. 自杀预防与危机干预[M]. 上海：华东师范大学出版社，2007.

10. 寇毛蕊，冯志远，郭晶莹，等. 大学新生内隐自杀意念与外显自杀意念的关系[J]. 现代预防医学，2018，45(18).

11. 李建军. 自杀研究[M]. 北京：社会科学文献出版社，2013.

12. 李永兵，李家富. 当代大学生生命观教育的价值审视[J]. 学校党建与思想教育，2019(12).

13. 李献云，费立鹏，牛雅娟，等. 公众对自杀的态度量表的编制及在社区和大学学生中的应用[J]. 中国心理卫生杂志，2011，25(6).

14. 李献云，费立鹏，童永胜，等. Beck自杀意念量表中文版在社区成年人群中应用的信效度[J]. 中国心理卫生杂志，2010，24(4).

15. 马建青，等. 大学生心理危机干预的理论与实务[M]. 杭州：杭州出版社，2011.

16. 汪向东，王希林，马弘. 心理卫生评定量表手册(增订版)[M]. 北京：中国心理卫生杂志社，1999.

17. 吴才智，谌燕，孙启武，等. 心理解剖及其在自杀研究中的应用[J]. 心理科学进展，2018，26(3)：503-507.

18. 吴宗宪. 西方犯罪学[M]. 北京：法律出版社，2006.

19. 夏朝云，王东波，吴素琴，等. 自杀意念自评量表的初步制定[J]. 临床精神医学杂志，2002，12(2).

20. 杨新国，段修云，徐明津，等. 基于研究型心理咨询模式的团体辅导对大学生自杀意念的干预研究[J]. 学校党建与思想教育，2015(5).

21. 杨新国，黄雪雯，段修云，等. 研究型心理咨询模式初构[J]. 学校党建与思想教育，2014(4).

22. 翟书涛. 危机干预与自杀预防[M]. 北京：人民卫生出版社，1997.

23. 黄霞妮. 死亡提醒对大学生自杀意念的影响研究[D]. 南宁：广西大学，2016.

24. 李欣. 暴力犯罪心理成因及防治研究[D]. 长春：吉林大学，2014.

25. 汪倩. 重写生命故事之美——叙事疗法在老年社会工作中的应用[D]. 南京：南京航空航天大学，2019.

26. GRUBB A. Modern day hostage（crisis）negotiation：the evolution of an art form within the policing arena [J]. Aggression and violent behavior，2010，15(5).

27. O'CONNOR R C, KIRTLEY O J. The integrated motivational-volitional model of suicidal behavior [J]. Philosophical transactions of the royal society b：biological sciences,

2018, 373(1754).

28. STILLION J M, MCDOWELL E E. Suicide across the life span: premature exits [M]. New York: Taylor & Francis, 2015.

29. VAN ORDEN K A, WITTE T K, CUKROWICZ K C, et al. The interpersonal theory of suicide [J]. Psychological review, 2010, 117(2).